gene-books

みどりの町の
クマ先生シリーズ③

基礎から学び実践に活かす！
最後までかかわりつづけるための

誤嚥性
肺炎ケア
基礎知識

井上 登太 編著

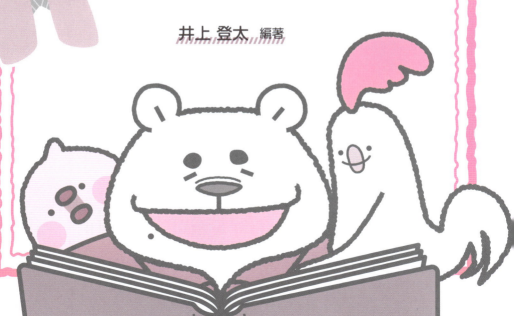

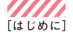

[はじめに]

「満足した人生」を目指すために

　今回の発刊に当たり、どのように筆を進めるか考えたとき、ここ十数年来の誤嚥性肺炎にかかわる環境の変化をまざまざと感じました。当初、私たち（NPO法人グリーンタウン呼吸嚥下研究グループ）が唱えた呼吸と嚥下の緊密な関係、誤嚥性肺炎は全身状態によりもたらされることは、今や当たり前のこととして広まっています。そしてなにより、摂食嚥下障害に関する知識が一般にも普及したことです。患者さんや家族さんが、嚥下障害という言葉を高血圧などと同じように一般的な用語として話し、理解してくれます。摂食嚥下障害と告げると、「とろみをつけますか？」「柔らかくしたほうがいいですか？」「背もたれを倒したほうがいいですか？」と、自発的に気付いてくれます。私たちの当初の目的の1つであった、多職種そして患者さんや市民の方々にも同じ言葉で伝えられるための啓発が、諸先生方や諸団体の努力により進み、嬉しいかぎりです。

　私自身、呼吸器科を得意とする内科医として誤嚥性肺炎に対応してきました。その中で、最終的に目指す「嚥下障害の方が満足した人生を過ごす」ためには、誤嚥性肺炎は全身を評価していくだけでなく、医療、介護、福祉を通じかかわりつづけ、患者さんの人生のステージごとに対応の仕方を変えていくことの重要性を痛感しています。

　現在、NPOとしてのかかわりのほか、複数の地域での総合病院の呼吸、嚥下専門外来、在宅支援有床診療所、介護事業、施設運営管理といった多くの立場を続けることで、さまざまな地域、環境、立場、病態の方々に長期間にわたりかかわり続け、人生の最後までお付き合いすることが多くなってきました。その場を通して、1つの急性病態である誤嚥性肺炎だけではなく、嚥下障害を持つ、もしくは嚥下障害をきたしうる病態を持つ方々の人生においてどうかかわり、予防啓発を行い、急性の病態である誤嚥性肺炎にはどう対応し、治癒後の回復、再発予防、終末

期までのよい QOL（Quality of life）、そして QOD(Quality of death) を得るためのコツをいくらか述べさせていただきました。

"嚥下障害"は呼吸器疾患などにおける咳や痰と同じで、単なる一症状です。摂食嚥下障害はさまざまな原因によりもたらされ、とおり一辺倒の対応をすることで改善するわけではありません。原因の診断、評価、予後予測が大切で、病態ごとに特徴的な対応が必要となります。逆に、食べるための最低限の環境および身体状態の維持として、口腔内環境の保持や安定した呼吸がいずれの方にも必要です。

本書は、誤嚥性肺炎の方にかかわる知識だけでなく、嚥下障害、肺炎をきたす方々の人生を満足して過ごすための考え方と方法を簡便にしたためてゆきたいと思います。

本書が皆さんの日常でのかかわりの一助になること、リスクやストレスを少しでも減らすことができることを祈っています。

2019 年吉日
クマ先生こと 井上登太

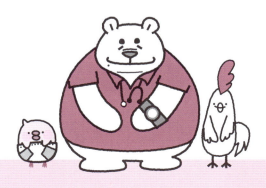

基礎から学び実践に活かす！
最後までかかわりつづけるための 誤嚥性肺炎ケア 基礎知識 目次

(Ⅰ) [基礎編] 誤嚥性肺炎を知ろう！

- 誤嚥性肺炎における考え方・望むこと ……………………………… 010
- 誤嚥性肺炎と ICF …………………………………………………… 011
- 誤嚥性肺炎は全身疾患 ……………………………………………… 012
- 誤嚥性肺炎の現状 …………………………………………………… 014
- 誤嚥性肺炎の歴史を知ろう ………………………………………… 017
- 誤嚥性肺炎における解剖を知ろう ………………………………… 018
- 嚥下動作期分類 ……………………………………………………… 020
- 成長に伴う嚥下機能の変化 ………………………………………… 021
- 誤嚥性肺炎におけるおもな病態について ………………………… 024
- 誤嚥による発熱について …………………………………………… 027
- 医療・介護関連肺炎 (Nursing and Healthcare Associated Pneumonia：NHCAP) …… 029
- 咳痰の評価について ………………………………………………… 031
- 咳痰の出る時間帯について ………………………………………… 032
- 肺炎の重症度分類と脱水評価について …………………………… 034

(Ⅱ) [評価編] スクリーニングを学ぼう

- 評価について ………………………………………………………… 038
- 嚥下力を評価する …………………………………………………… 039
- 呼吸音、嚥下時の誤嚥の有無 ……………………………………… 042
- 感染症や逆流のリスクを調べる …………………………………… 044
- 食事による負荷などを判定 ………………………………………… 046
- 味が変……！ ………………………………………………………… 048
- 口腔内の pH をチェック …………………………………………… 050
- 口腔内の細菌数を測定 ……………………………………………… 050
- 咳反射の確認 ………………………………………………………… 050
- 舌の運動機能 ………………………………………………………… 051
- 呼気・吸気の量 ……………………………………………………… 052
- 誤嚥・飲み込みを確認 ……………………………………………… 053

形態・機能・誤嚥を確認 ……………………………………… 054
肺炎像をみる ……………………………………………………… 056
血液成分の変化 …………………………………………………… 062
誤嚥性肺炎リスク評価表（i-EALD） …………………………… 066
　検証データ❶トータルスコアと生存率について ………………… 067

(Ⅲ) [実践編] 包括的呼吸嚥下リハビリテーション

一次予防（健康維持・増進）①予防啓発
予防・啓蒙をはじめよう！ ……………………………………… 076

一次予防（健康維持・増進）②生活指導
生活指導について ………………………………………………… 078
　検証データ❷全身状態と嚥下障害症例の生存期間 ……………… 081

二次予防（早期発見）①呼吸理学療法
呼吸リハビリテーション（呼吸介助） ………………………… 082
呼気訓練 …………………………………………………………… 084
外科的治療について ……………………………………………… 085
　検証データ❸呼吸機能と嚥下障害症例の生存期間 ……………… 086

二次予防（早期発見）②栄養療法
栄養療法 …………………………………………………………… 087
生活に必要なエネルギー量について …………………………… 088
サルコペニア、フレイル、ロコモティブ・シンドローム …… 089
代償栄養 …………………………………………………………… 091

二次予防（早期発見）③食事環境指導
食事環境の調節 …………………………………………………… 093
口から食べられる場合の基本的な対応について ……………… 094
　検証データ❹嚥下機能評価と嚥下障害症例の生存期間 ………… 095
リスクに基づいた食事内容の設定について …………………… 096
食事介助の基本 …………………………………………………… 097
嚥下食ピラミッド ………………………………………………… 102
嚥下食の性状について …………………………………………… 103
ユニバーサルデザインフードについて ………………………… 107
　検証データ❺特筆すべき所見と嚥下障害の方の生存期間 ……… 108
もしもの時の……吸引について ………………………………… 109

三次予防（重度化予防）①摂食嚥下リハビリテーション
摂食嚥下リハビリテーション ……………………………………… 113

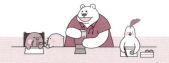

　　一般的口腔ケアと専門的口腔ケアの意味……………………………… 114
　　　　検証データ❺ 口腔機能と嚥下障害症例の生存期間 ……………… 117
　　基本的摂食嚥下準備運動 ………………………………………………… 118
　　直接訓練と間接訓練 ……………………………………………………… 119
三次予防（重度化予防）②薬剤療法
　　薬剤療法 …………………………………………………………………… 121
　　嚥下に有用な代表的な薬剤と注意点 …………………………………… 123
　　服薬法の基本指導 ………………………………………………………… 125
三次予防（重度化予防）③終末期ケア
　　終末期ケア ………………………………………………………………… 126
　　終末期の食事の切り替え T-score ……………………………………… 129

⒅ 代表的病態の経過と傾向
　　病態ごとの特徴 …………………………………………………………… 132
　　　①脳血管疾患 …………………………………………………………… 134
　　　②認知症 ………………………………………………………………… 134
　　　③加齢・老衰 …………………………………………………………… 135
　　　④パーキンソン病 ……………………………………………………… 136
　　　⑤膠原病 ………………………………………………………………… 136
　　　⑥ COPD ………………………………………………………………… 137
　　　⑦心不全 ………………………………………………………………… 137
　　　⑧骨折・円背 …………………………………………………………… 138
　　　⑨胃食道逆流症（GERD）……………………………………………… 139
　　　⑩筋萎縮性側索硬化症（ALS）………………………………………… 139

⒆ 症例と i-EALD、包括的呼吸嚥下リハ
　　包括的呼吸嚥下リハと i-EALD …………………………………………… 142
　　［食べるのを中止する］ための評価にNO! …………………………… 144
　　｜症例報告1｜パーキンソン病 ………………………………………… 145
　　｜症例報告2｜脳血管疾患 ……………………………………………… 149
　　｜症例報告3｜認知症 …………………………………………………… 153

おわりに ……………………………………………………………………………… 158
奥付 …………………………………………………………………………………… 160

本書のポイント

　本書は、誤嚥性肺炎を合併される方に最後までかかわるための方法の一部を紹介したものです。読者の方々がこれから患者さんにかかわっていくにあたって、

1. 包括的呼吸嚥下リハビリテーションにおいては、どの状態の方においてもかかわる方法があり、また、本人の状態の変化によりかかわる内容が変化していくことを知っていただきたい

2. i-EALD（井上式誤嚥性肺炎リスク評価表）においては、リスクを認識したうえでの生き方および対応の選択をすること、誤嚥性肺炎を看る（診る）時は、全身をみていくことが必要なことだと理解してほしい

3. リスクを踏まえてかかわりつづけることは、「食べることを諦めること」ではなく「食べるために積極的に最後までかかわりつづけること」であると知っていただきたい

以上3点の目的を持ち、作成いたしました。

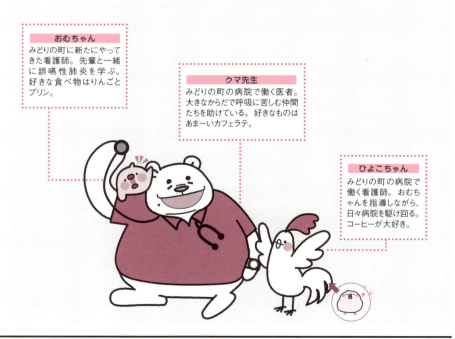

おむちゃん
みどりの町に新たにやってきた看護師。先輩と一緒に誤嚥性肺炎を学ぶ。好きな食べ物はりんごとプリン。

クマ先生
みどりの町の病院で働く医者。大きなからだで呼吸に苦しむ仲間たちを助けている。好きなものはあまーいカフェラテ。

ひよこちゃん
みどりの町の病院で働く看護師。おむちゃんを指導しながら、日々病院を駆け回る。コーヒーが大好き。

本書は 2008 年に刊行した「誤嚥性肺炎ケアをする人のための基礎知識」を改訂したものです。

[基礎編] 誤嚥性肺炎を知ろう！

誤嚥性肺炎は病態自体が大きく変わりつづけてきました。
単なる疾患と考えて対応すると、
必ず手痛いしっぺ返しをもらうことになります。
嚥下障害は咳や痰などと同じ単なる一症状で、
単一疾患ではなく、多くの疾患のうちのいくつかを併発してもたらされ、
時代の変化と共に寿命や人口割合、生活環境、生活習慣の変化により、
疾患病態と発生割合が変化しています。
そのため、嚥下障害に引き続いて起こる
誤嚥性肺炎の変化と多様化に対応する情報を得てゆく必要があります。
誤嚥性肺炎のさまざまな病態により対処方法が異なること、
誤嚥性肺炎を持ちながらも楽しんで生きてゆくには
単なる急性期疾患としてではなく、
人生の経過を見てゆかなければなりません。

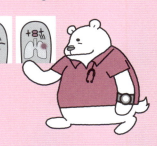

誤嚥性肺炎における考え方・望むこと

❖認知度の向上と取り組みへの思い❖

「誤嚥性肺炎」って、最近ではテレビや新聞でもよく見かけるようになった気がします。

そうですね！ 一般の方の認知度もあがっていると思います。向き合う我々医療従事者は、姿勢を正していきたいですね。

みなさんは、摂食嚥下障害をどのように考えていますか？
　医療や介護、福祉にかかわりあうものとして、摂食嚥下障害に対するある程度の知識や技術は必須となります。しかしながら摂食嚥下障害ならずともかかわりあう方たちに満足してもらいたい、かかわりあう自分自身を含む仲間たちも幸せを感じていきたいと考えたとき、私たちは、自分たちの望んでいる思いを明確にすることが必要となります。そうすることで、限られた条件、知識、技術、協力しかなくても、十分な満足と幸せをもたらすことが可能になります。
　私の思いは「かかわりあった人たちが満足を、そしてかかわる私たち仲間が幸せを感じるようなかかわりあいをしたい」ということに他ありません。
そのために、誤嚥性肺炎に対する考え方として、下記の３つが必要になります。

- ●誤嚥性肺炎は全身疾患であるということ
- ●治療はさまざまな方法を組み合わせて行う必要があり、かつ、多くの職種がかかわっていく方法があるということ
- ●治療目的を、短期的には「体調改善」、中期的には「社会復帰」、長期的には「満足な人生を送ること」におき、人生全体を見た対応を考えること

誤嚥性肺炎とICF

　人間の生活機能と障害の分類法の改訂版であるICF（国際生活機能分類）において、疾患から障害、社会的不利のみを診るのではなく、背景因子による生活機能への影響を含めた双方向での評価と対応が進められています。

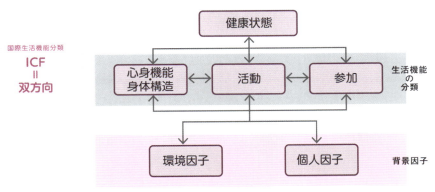

マイナス面ばかりでなく、中立的な立場から、生活そのものについて考える。
「生活機能」は、環境因子と個人因子と交互に作用する

　誤嚥性肺炎だけでなく、私たちの目標とすべきものは、身体的精神的機能が回復し、希望する行為が可能となること。それにより生活の中で満足感や安定を得て、**社会的機能の回復や家庭内役割・地域内役割・環境内役割の再獲得**を得ることです。

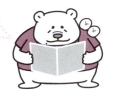

われわれ医療従事者が目標とすべきもの
○身体的機能の回復
○希望する行為が可能となる
○精神的機能の回復
○生活の中で満足感安定を得る
○社会的機能の回復
○家庭内役割・地域内役割・環境内役割の再獲得

参）国際生活機能分類－国際障害分類改訂版－厚生労働省 https://www.mhlw.go.jp/houdou/2002/08/h0805-1.html

誤嚥性肺炎は全身疾患

　呼吸器障害による気道炎症の進行により、呼吸機能低下から全身への機能低下を引き起こすことにより嚥下障害が出現します。また、嚥下障害症例は、慢性の気道炎症に伴い呼吸機能低下を引き起こします。これら2つのサイクルにおいて呼吸器障害の慢性炎症や慢性咳嗽に伴い必要エネルギー量が増加し、嚥下障害や息切れによる摂食量の減少がさらに体力や免疫力を低下させ、慢性気道炎症が進行します。重症の呼吸器障害症例と誤嚥性肺疾患症例においては同時に2つのサイクルが進行するため、呼吸器障害・嚥下障害両面に対応することが必要です。

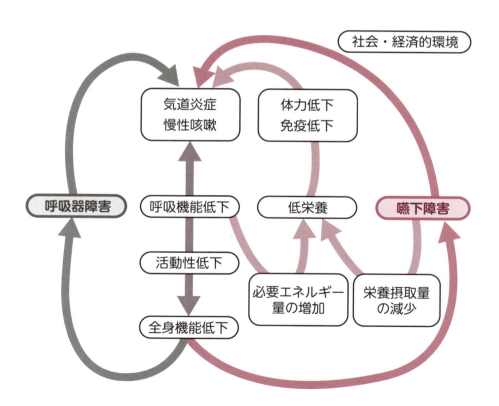

誤嚥性肺炎は一般的に言われている摂食嚥下機能や食事時誤嚥のみでなく、咽頭知覚・咳嗽反射の有無、口腔・鼻腔・咽頭清潔状態、併存症・合併症・免疫状態、呼吸機能・咳嗽力・ADLが影響しています。これらには、栄養、感染の有無、社会・経済的環境、老化も関係してきます。

　後述しますが、消化器疾患、整形疾患、脳血管疾患、循環器疾患などにより呼吸機能と嚥下機能は低下することから、肺炎および誤嚥性肺炎は発生しやすくなり、かつ重症化します。

[誤嚥性肺炎に影響する5つの身体状態]

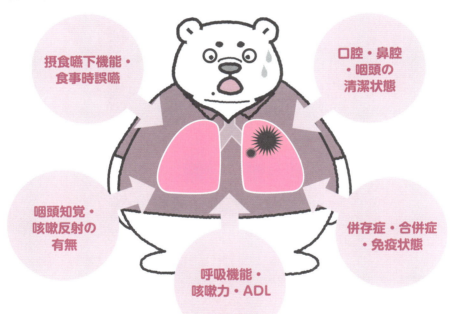

5項目それぞれに関連した4項目

- 栄養
- 感染の有無
- 社会・経済的環境
- 老化

さまざまな要因が組み合わさって、重症化していくんですね。

誤嚥性肺炎の現状

❖ 誤嚥性肺炎は減っている！？ ❖

平成30年度の日本人の死因が、令和元年6月7日に厚生労働省より発表されました。肺炎は5位の6.9％で、誤嚥性肺炎が7位の2.8％と報告されています。

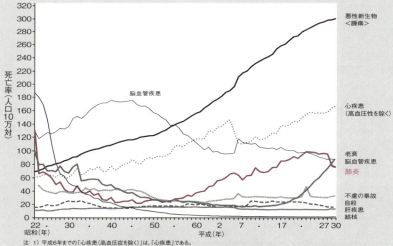

平成25年度の統計では肺炎が3位でしたから、減少したんですね？　よかったぁ〜！！

一見するとそう見えるんですが……肺炎と誤嚥性肺炎を合わせると9.7％となり、いまだ死因の3位に相当します。

えぇ！？　が〜ん！

近年修正されている死亡診断の方法においては「老衰の経過における肺炎等」は「老衰」の中に含まれるため、死因に関与する肺炎の影響は今回の統計の値以上に多いものと思われます。また、「肺炎」と「誤嚥性肺炎」の明確な区別が困難なことも多く、多くの誤嚥性肺炎が肺炎や老衰の診断名となっていることもうかがわれます。

高齢者の感染症について

高齢者の感染症の6割は下気道感染、つまり気管支炎や肺炎とされます。そのため、発熱や悪寒などを示し感染を疑ったときには、尿量や尿臭、色といった性状の異常や、下腹部の熱感や膨隆（尿路感染の所見）と上腹部痛、右腹部の圧痛（胆道感染の所見）、四肢や体幹皮膚の炎症所見（蜂窩織炎の所見）がなければ肺炎を強く疑うことになります。

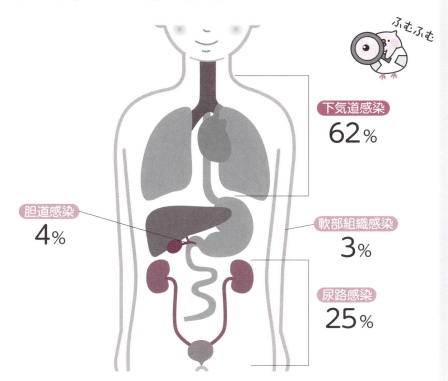

高齢死亡者の5人に1人に肺炎が影響を与え、老人病院での死亡の33%は肺炎が直接の原因です。

入院肺炎症例の90%以上が65歳以上の高齢者であり、高齢者の肺炎の約70%が誤嚥性肺炎であるものの、誤嚥性肺炎の臨床診断率は30%前後と低いとされています。

誤嚥性肺炎は全身疾患です。これからしっかり勉強していきましょう！

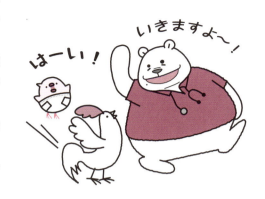

参）寺本信嗣, 誤嚥性呼吸器疾患の診断, 呼吸器科, 2006;10：410-416.
参）名倉博史, 大前由紀雄, 山口雅庸, 他:折茂　肇監修, 名倉博史編, 高齢者の摂食嚥下ケアマニュアル, MEDICAL VIEW, 2001, 2〜4.

思いを持って、前に。

　かかわろうとする私たち自身、何を望んで患者さんとかかわりあうのかはすごく重要なことです。これまでにさまざまな医療従事者の思いを聞くことができましたが、多くの方は「臨床での必要知識として学びたい」「今かかわっている方に自信をもってかかわりたい」などの前向きな内容が多いものの、中には
「なんとかできなかったのか……」という激しい後悔と
「なんとかしたい」という、強い思いを述べてくれる方も見られます。

　摂食嚥下障害に対する環境は、日本特有の急激な寿命の延長と高齢化、そして医療制度の変化により毎年激しく変わっています。対応しようにも知識技術も日進月歩、摂食嚥下障害・誤嚥性肺炎の方々がどんどん増え続け、さらに新しい制度を理解してすすまなければいけません。

　医療や介護、福祉にかかわりあうものとして、摂食嚥下障害に対するある程度の知識や技術は必須となります。しかしながら、摂食嚥下障害ならずとも「かかわりあう方たちに満足してもらいたい」「かかわりあう自分自身を含む仲間たちも幸せを感じていきたい」と考えたとき、私たちは、自分たちの望んでいる思いを明確にすることが必要となります。

誤嚥性肺炎の歴史を知ろう

　19世紀の有名な内科医ウィリアム・オスラーは若い頃「**老人の肺炎は仇敵**」と述べていましたが、のちに、「**肺炎は老人の友**」と述べています。高齢者にとって肺炎は避けがたいものだからこそ、友達のようにうまくつきあっていくことで、楽しく生きることができるということです。

　20世紀までは世界でも死因の多くは肺炎でしたが、1950年代にペニシリンをはじめとする抗生剤の臨床使用が開始されたことにより、その死亡率が劇的に改善しました。しかし、1980年ごろより耐性菌が問題となり、同時期にCOPDや肺癌などの喫煙関連疾患が急増し肺炎が重症化してきました。2003年に日本呼吸器学会より出された「21世紀のメッセージ」において、「呼吸器科の主な課題として高齢者肺炎ひいては誤嚥性肺炎への対処が必要とされている。しかしながら、その対応は実に不十分である」と述べられています。

　現在、肺炎に対しては、呼吸リハビリテーション、口腔ケア、ワクチン療法などの複数の方法を併用し治療を行っています。さらに、肺炎の多くを占める誤嚥性肺炎には、摂食嚥下リハビリテーションも必須の治療となっています。

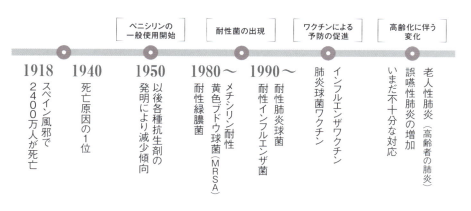

井上登太,第2回呼吸リハビリテーション研修会講演集,日本呼吸ケアリハビリテーション学会2007
参考；呼吸器学100年誌21世紀へのメッセージ,日本呼吸器学会,2003

参）梶 龍兒・三枝小夜子(翻訳),ウィリアム・オスラー ―ある臨床医の生涯―,メディカルサイエンスインターナショナル．

誤嚥性肺炎における
解剖を知ろう

　解剖を知るということは、嚥下障害をきたした方を診た時、原因を推測する、効果的な対応を考える、障害が起き、悪化してゆく状態を推測するなど、手立てを考えるために非常に重要な知識を蓄えるということです。

　たとえば、脳血管障害時の部位によりもたらされる症状を推測し、対応する。推測と一致しない時には他の原因を考えるヒントとなります。

　また、ミールラウンド（食事観察）時や診察時、患者さんの顔や頚・胸部、四肢の動きをみることで、どの筋肉の障害が出ているかを考え、トレーニング方法を検討することができますよ。

姿勢改善アプローチ時には、目的とする筋群を知ることが必須となります。

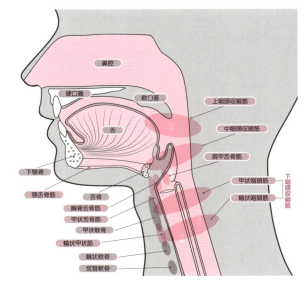

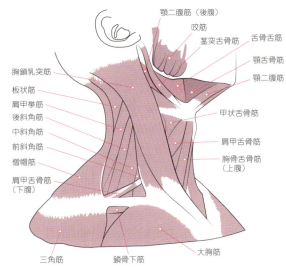

《脳のおもな機能》

領域	おもな機能
前頭葉	●人格 ●社会性 ●言語（Broca野）
側頭葉	●記憶 ●聴覚 ●言語（Wernicke野）
頭頂葉	●感覚の統合などさまざまな認知機能
後頭葉	●視覚

- 中枢神経系
- 末梢神経系

脳神経 I〜XII 12対

脳神経の種類
- I 嗅神経
- II 視神経
- III 動眼神経
- IV 滑車神経
- V 三叉神経
- VI 外転神経
- VII 顔面神経
- VIII 聴神経（内耳神経）
- IX 舌咽神経
- X 迷走神経
- XI 副神経
- XII 舌下神経

※IとIIは、発生学的には脳の一部（中枢神経系）で、脳幹から出るIII〜XII（末梢神経系）とは区別されている

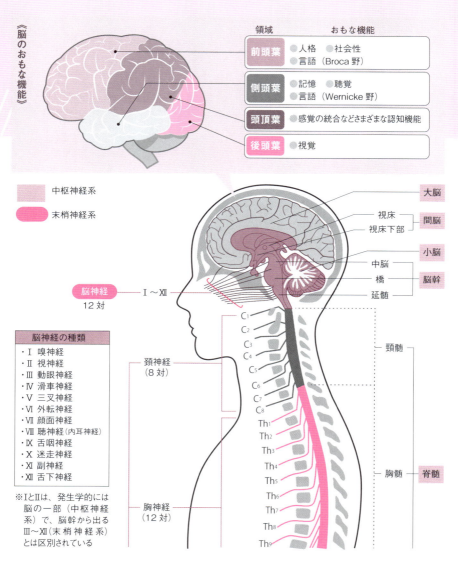

大脳
視床／視床下部 — 間脳
小脳
中脳／橋／延髄 — 脳幹
頸髄
胸髄
脊髄

頸神経（8対）
胸神経（12対）

脳神経の分類とはたらき

I	嗅神経	嗅覚
II	視神経	視覚
III	動眼神経	眼球運動
IV	滑車神経	眼球運動
V	三叉神経	顔面・口腔・舌の感覚、咀嚼
VI	外転神経	眼球運動
VII	顔面神経	顔面の運動、味覚、唾液分泌
VIII	聴神経（内耳神経）	聴覚、平衡覚
IX	舌咽神経	舌・咽頭の感覚、味覚、唾液分泌
X	迷走神経	咽喉頭、胃腸の運動・感覚
XI	副神経	首の捻転、肩の挙上
XII	舌下神経	舌の運動

赤字部分は「食べる」に関わっています！

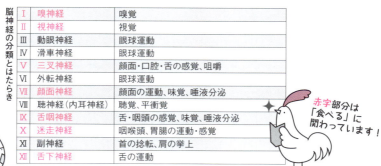

患者さんの身体は、一体どんな状態なんだろう？

I —[基礎編] 誤嚥性肺炎を知ろう！

嚥下動作期分類

嚥下動作は「嚥下食基本5期動作」と「プロセスモデル」という、2つの代表的なモデルがあります。「嚥下食基本5期動作」は水分やなめらかなペーストのような嚥下訓練食の嚥下動作で、「プロセスモデル」は嚥下の5期に明確に区別することのできない軽度の嚥下機能障害の方など、咀嚼の必要な固形物の嚥下を一連の流れとして分けた嚥下動作になります。

嚥下食基本5期動作

1 先行期 摂食行為
飲食物の形や量、性質などを認識します。

2 準備期 摂食行為
飲食物を噛み砕き、飲み込みやすい形状にします。

3 口腔期 嚥下運動
飲食物を口腔から咽頭に送り込みます。

4 咽頭期 嚥下運動
飲食物を咽頭から食道に送り込みます。

5 食道期 嚥下運動
飲食物を食道から胃に送り込みます。

プロセスモデル

① stage I transport
食物の捕食後にその食物を臼歯部まで運ぶ運動です (Pull back motion)。

② processing
食物を咀嚼し、粉砕、唾液と混和させて湿潤させ、嚥下しやすい食塊とします。顎の運動、舌、舌骨、軟口蓋などの動きによって成り立っています。

③ stage II transport
咀嚼した食物を舌の中央部へ集め、舌と口蓋を使って順次咽頭へ絞り込むように送られます (squeeze back)。

④ swallowing
咽頭へと送り込まれた食物は、嚥下までそこで蓄積されます。最終的に、口腔内で咀嚼された食物と一緒になって嚥下されます。

参) Palmer JB, Rudin NJ, Lara G, et al.: Coordination of mastication and swallowing. Dysphagia 7: 187-200, 1992.

成長に伴う嚥下機能の変化

　嚥下障害を理解するにあたり、人間は生まれてからどのようにして摂食嚥下機能を獲得するかを知っておくとわかりやすくなります。

ポイントは

① **口腔期** に関しては口唇、舌、歯牙・歯槽の発達に相応
② **咽頭期** に関しては頭頸部の安定と発声の発達に相応
③ **呼吸** の安定に関しては体幹の安定と呼吸パターンの変化に相当
④ 元来の防御機能としての **原始反射**（幼児が特有の刺激に対して示す、中枢神経系によって引き起こされる反射行動のこと）は生後2ヵ月から指しゃぶりなどにより脱感作される
⑤ 原始反射のうち **挺舌反射** は口唇に触れずに舌に触れる（吸ったり、飲み込んだりすることのできない形状のものが口の中に入ってくる）と舌で押しかえす
⑥ 原始反射のうち **咬反射** は、口唇へ触れずに奥歯に触れると噛んで防ぐ

ということです。ここからは離乳の各時期と食形態の変化を見てみましょう。

　目の前の障害の状態を、患者さんが現在どの成長段階かを考え、次の段階にいたるためにどの機能を獲得すればよいのか推測するのも良い方法です。
　また、老化においては呼吸パターンの変化はないものの、口腔状態の変化は人さまざま（虫歯や、体幹、頭頸部、咽頭の順に機能低下を示すことが多いです）。その人の生活に向き合うことが大切になってきます。

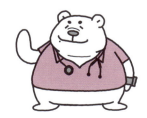

月齢別にみる離乳食の変化

**離乳開始時期
（生後5〜6ヵ月）**

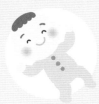

なめらかにすりつぶした状態の食物（つぶしがゆなど）を食べることのできる時期です。離乳開始時期の子どもの発達目安は、首のすわりがしっかりして寝返りができ、5秒以上座れる、スプーンなどを口に入れても舌で押し出すことが少なくなる、食べ物に興味を示すなどがあります。食べ方は、口唇を閉じて捕食や嚥下ができるようになり、口に入ったものを舌で前後へ送り込むことができます（歯が生え始める子もいますが、まだ噛めません）。

**離乳中期
（生後7〜8ヵ月）**

舌でつぶせる固さの状態の食物（粗つぶしがゆなど）を食べることができる時期です。上下の口唇の動きを伴うようになり、口唇を閉じることは可能ですが下唇の動きが中心です。食べさせ方は、平らな離乳食用のスプーンを下唇にのせ、上唇が閉じるのを待つ必要があります。舌、顎の動きは前後運動が中心で、噛むことはできても、すり潰すことはうまくありません（食物への興味が広がる時期ですね）。

**離乳後期
（生後9〜11ヵ月）**

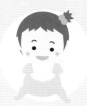

歯茎でつぶせる固さの状態の食物（かゆなど）を食べることができる時期です。食べ方は、舌で食べ物を歯茎の上に乗せられるようになるため、すりつぶすことができるようになります。口唇の動きもさらに改善してきます。食べさせ方は、丸み（くぼみ）のある離乳食用のスプーンを下唇にのせ、上唇が閉じるのを待ちます。柔らかすぎず硬すぎず（バナナくらい）、丸飲みにならないよう注意しましょう。

<u>調理形態・調理方法</u>

　離乳の進行に応じて、食べやすく調理したものを与えます。主食はつぶしがゆ、粗つぶし、かゆ、軟飯と徐々に調整していきます。副食は、なめらかな状態から次第に粗くし、つぶした食べ物にとろみをつける工夫も必要になります。子どもは細菌への抵抗力が弱いので、調理を行う際には衛生面にも十分に配慮しましょう。

子どもの食育においては、食事を規則的に行うことで生活リズムを整え、食べる意欲を育み、食べる楽しさを体験していくことを目標とします。いろいろな食品の味や舌ざわりを楽しみ、手づかみにより食べ物を触り、握ったりすることで、その固さや触り心地を感じ、食べ物への関心をもち、自らの意志で食べようとする行動につなげます。家族と共に食卓を囲む共食を通じて、食の楽しさやコミュニケーションをとることが重要とされます。

これらは子どもだけではなく、すべての方に通じることですね。

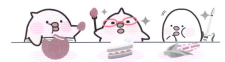

誤嚥性肺炎摂食嚥下および呼吸にかかわる機能の発達

	食事内容	頭頸部	口唇	口腔内	舌	歯牙・歯槽	咽頭	体幹	呼吸パターン
胎生12週	羊水	不安定	開口不可	未発達	未発達	未発達	未発達	不安定	なし
出生	ミルク	不安定	開口不可	乳頭対応	未発達	未発達	未発達（喃語）	不安定	腹式呼吸
離乳前期（5～6ヵ月）	すりつぶし	安定	開口可能（下唇）	未発達	未発達	未発達	未発達（喃語）	不安定	腹式呼吸
離乳中期（7～8ヵ月）	舌でつぶす	安定	開口可能（上下唇）	発達	発達（前後）	未発達	未発達（明瞭喃語）	不安定（座る）	腹式呼吸
離乳後期（9～11ヵ月）	歯茎でつぶす	安定	開口可能（上下唇）	発達	発達（前後左右）	発達（押し潰し）	未発達（明瞭喃語）	不安定（座る）	腹式呼吸
離乳完了期（12～18ヵ月）	歯茎で噛める	安定	開口可能（上下唇）	発達	発達（前後左右）	発達（磨り潰し）	発達（幼児語）	安定（立位）	腹式呼吸
幼児期（1～6歳）後期	常食	安定	開口可能（上下唇）	発達	発達（前後左右）	発達（磨り潰し）	発達	安定（歩行）	混合呼吸
学童期（6～12歳）～	常食	安定	開口可能（上下唇）	発達	発達（前後左右）	発達（磨り潰し）	発達	安定（歩行）	胸式呼吸

参）授乳・離乳の支援ガイド（2019年改定版），「授乳・離乳の支援ガイド」改定に関する研究会, 2019.3.

誤嚥性肺炎における
おもな病態について

❖ 誤嚥性肺炎はひとつじゃない？ ❖

「食事を誤嚥してしまい肺炎になる」というのが誤嚥性肺炎のイメージなんですが、あたっていますか？

間違ってはいないのですが……誤嚥性肺炎は食事の経口摂取がすべての原因ではないんですよ！

そうなんですか！？

肺内に何らかの異物を誤嚥することで発症する肺炎を「誤嚥性肺炎」といいますが、食べ物だけでなく、唾液や胃液などが逆流することでも誤嚥は引き起こされます。
　吸気と共に咽頭の異物を誤嚥する「吸い込み型」はADLの比較的高い方に多いですが、呼吸にかかわらず異物が気道に侵入する「たれこみ型」は夜間にも確認されます。そしてこれらは合併の可能性もあり、原因はさまざまなんです。

原因がバラバラということは、症状も……？

そのとおり！　これらを総合的に理解するためには、4つの病態と発熱の2形態、そして医療・介護関連肺炎（NHCAP）の知識が必要です。一緒にみていきましょう。

がんばるぞー！

誤嚥性肺疾患（一般的に「誤嚥性肺炎」と呼ばれるもの）はおもに以下の4つに分類され、一般的にその必要に応じて抗生剤や去痰剤、気管支拡張剤が使用されますが、病態ごとに治療法が異なります。

誤嚥性肺炎（Aspiration Pneumonia）

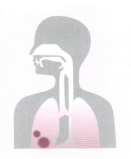

　食事時の誤嚥、食事時外の唾液の誤嚥、夜間の逆流性誤嚥などを繰り返すことにより引き起こされます。6割は発熱を伴い急性の経過をたどりますが、4割は比較的慢性の経過となります。

　4病態のなかで最も多いとされる病態です。

逆流性誤嚥性肺炎（メンデルソン症候群：Mendelson's syndrome）

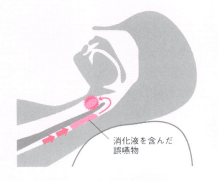

消化液を含んだ誤嚥物

　もともとは妊婦の全身麻酔中の無痛分娩時に発生する誤嚥性肺炎を指していました。

　消化管の運動不全、手術後の症例に多く確認され、胃液、胆汁等の強酸性消化液を逆流性に誤嚥し、急速に重度の呼吸不全に陥ります。胃酸逆流に伴う間質性肺炎や急性肺障害となることも多く、胃酸の刺激が強い場合には胃酸抑制剤や消化管運動賦活剤が使用されます。急速に回復するか、急性呼吸促迫症候群の進行、または細菌の重複感染のいずれかの経過をたどり、全体的な致死率は30〜50％とされます。

　症状が出現するには、pH3未満（酸性）の液体が比較的大量に吸い込まれる必要があるといわれ、急性の呼吸困難、頻呼吸、頻脈、チアノーゼ、気管支痙縮、発熱、しばしばピンク色をした泡状の痰が出ます。誤嚥された酸は組織を傷害したのちに、急速に肺の分泌物によって中和されるので、化学的損傷発症後には、洗浄するなどで回復することは非常に困難です。

人工呼吸器関連肺炎（VAP：Ventilator-associated pneumonia）

気管内挿管による人工呼吸器導入後48時間以降に発症する肺炎で、発症率は9〜24%に認められるとされます。気管切開もしくは気管内挿管の状況下においては、気道内への口腔内残渣、唾液等の誤嚥は必発と考えます。

唾液、口腔内汚染物の誤嚥により引き起こされ、両側、背側に多いのが特徴で、慢性の経過を伴うものも多く、口腔ケアの有効性が特に高い病態です。

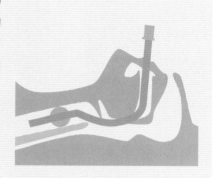

びまん性誤嚥性細気管支炎（DAB：Diffuse Aspiration Bronchiolitis）

食事時の少量の誤嚥、食事時外の唾液の誤嚥、夜間の逆流性誤嚥を繰り返すことにより引き起こされ、肺に広範囲の細気管支炎像をきたします。びまん性に呼吸細気管支領域中心に異物巨細胞を伴う炎症性細胞浸潤を認める細気管支炎であり、その発生率は全剖検例の0.6〜1.0%、誤嚥性肺疾患の剖検のうち16〜21%とされます。

多くは発熱・明確な痰・咳嗽の増悪の自覚がありません。慢性の経過をたどりますが、体調の悪化、誤嚥物の増加により誤嚥性肺炎へ移行します。

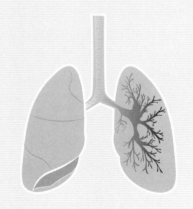

参）香川医科大学感染対策委員会：院内感染予防マニュアル第5版．Kagawa University Hospital，2003，p56-57
参）寺本信嗣：誤嚥性呼吸器疾患の診断．呼吸器科 10，410-416，2006．

誤嚥による発熱について

　誤嚥による発熱には、誤嚥物の直接的な刺激による一時的な発熱と、誤嚥を繰り返すことによりもたらされる感染性の発熱があります。治療すべきは感染性発熱で、一過性誤嚥性発熱を繰り返す折には食事内容や環境の設定が必要になります。

刺激性一過性発熱　〈環境調整〉

- 誤嚥後短時間で発熱をきたす
- 短時間（1日）の発熱が多い
- 誤嚥物の刺激性により異なる
- ADLの高い方にみられることも多い

感染性発熱　〈治療〉

- 高熱もしくは微熱が数日間以上継続する
- 継続した誤嚥に伴う変化が多い
- 全身状態の低下、繰り返し継続することで発熱が明らかにならないことも多い
- 呼吸器症状が強く伴うことが多い

　誤嚥性肺炎の高齢者の半数近くが、明らかな発熱が確認されないといわれています。正確な体温測定ができない原因は、体温計が正しく接触していないのと、汗による表面温度の低下です。腋下の汗を拭いたのちにきちんと腋下と測定部との接触を確認していないと、同一部位を同時に測っても、画像のように1℃近くの差が出ることがあります。

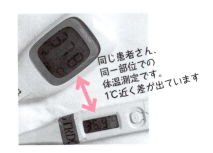

同じ患者さん、同一部位での体温測定です。1℃近く差が出ています

　また、体温の日内変動にも注意が必要です。感染性誤嚥性肺炎では夕方から夜の体温上昇が先行し、一過性誤嚥性発熱においては食後に発熱をします。可能であれば、嚥下障害の方には朝夕の体温測定を指導し、夕方の明らかな体温上昇傾向にある時に対処することで、重症化を防ぐことが可能になるのもよく経験します。

［悪寒戦慄（shivering）］

　発熱初期に起こる、体がゾクゾクしたりガタガタ震えるような病的な寒け（悪寒）に加えて、身震いや震えが起こることを悪寒戦慄といいます。

　発熱は体が免疫力を高めたり興奮状態になる時によく見られます。発熱時は免疫が高まった感染と戦うための状態といえます。そのため悪寒戦慄は、本来の炎症の程度まで筋肉を動かすことによって体温を上げようとしている状態で、悪寒の後には38℃以上の高熱が続くことが多く認められます。筋肉量が少なく免疫力も低下している、るいそうや高齢の方においては、体温上昇がそれほどでなくても悪寒戦慄のある場合、重度の炎症として認識します。

　悪寒戦慄時には寒がることが多く、温めるべきなのか、冷やすべきなのか悩まれる方も多く見られます。対処としては体温が上がりきるまで保温をし、体温上昇後、寒気が引き倦怠感が出たときには冷却をするのが一般的です。

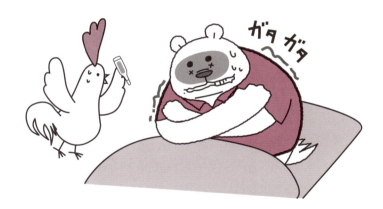

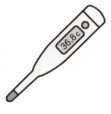

　体温が1℃上昇すると、酸素消費量が10〜15％増加し、呼吸回数も同様に増えていきます。呼吸機能が低下したり嚥下障害のある方においては、食事は運動と同様の負荷を伴い、発熱時の食事においては低酸素血症や頻呼吸により誤嚥リスクが上昇することを理解した上での対応が必要です。

医療・介護関連肺炎
(Nursing and Healthcare Associated-Pneumonia：NHCAP)

　肺炎は大きく、病院・診療所の外で感染し発病する市中肺炎（Community-Acquired Pneumonia：CAP）と、入院中の方が感染し発病する院内肺炎（Hospital-Acquired Pneumonia：HAP）に分けられます。しかしながら、近年の急速な高齢化や、医療の進歩などにより、入院中・入院外の単純な2つの環境のみで肺炎を分類することが困難となり、各国で肺炎に関するガイドラインが提唱されました。

市中肺炎（Community-Acquired Pneumonia：CAP）
- 肺炎球菌やインフルエンザ菌が多い
- 耐性菌は少ない
- 死亡率は少ない
※重症度分類によって治療場所や抗菌薬の使用を推奨

病院外で日常生活をしている人

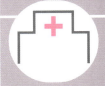

院内肺炎（Hospital-Acquired Pneumonia：HAP）
- 毒性の強い菌によるものも多い
- MRSAや緑膿菌に代表される耐性菌が多い
- 死亡率は高い
※重症度分類によって治療場所や抗菌薬の使用を推奨

入院して約2日以上経過した患者

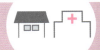

医療・介護関連肺炎（Nursing and Healthcare-associated Pneumonia：NHCAP）
- 誤嚥性肺炎や加齢性変化が加わり合併症が多い
- 耐性菌が多い
- 死亡率は高い
※重症度分類有り

介護施設や在宅医療の患者さんなど、多種多様

	耐性菌率	死亡率	誤嚥性肺炎の関与
CAP	低い	低い	×
HAP	高い	高い	○
NHCAP	高い	高い	◎

日本においても、2000年に市中肺炎、2002年に院内肺炎の診療ガイドラインを公表しています。介護保険や国民皆保険など、わが国の特徴的な医療制度を考慮し、介護（nursing）を加えた医療・介護関連肺炎（Nursing and Healthcare-Associated Pneumonia：NHCAP）を対象としたガイドラインも作成されました。医療・介護関連肺炎ガイドラインの定義では、

①長期療養型病床群もしくは介護施設入所
② 90日以内の退院
③介護を必要とする高齢者、身体障がい者
④通院で継続的に血管内治療を受けている

ことが挙げられています。おもな対象としては、誤嚥性肺炎や老人性肺炎（高齢者の肺炎）が予想されます。

NHCAPは、加齢を含む多くの合併症を持つため個人差が大きいことや、がん末期などいわゆる終末期の患者も含まれていることから、予後の延長だけでなく、苦痛の緩和も治療の重要な目的となります。そのため、患者さん個々の病態、背景、家族関係などを最もよく知る主治医の判断に委ねることとされています。

市中肺炎は肺炎球菌やインフルエンザ菌を原因としたものが中心で、耐性菌率や死亡率も低いです。院内肺炎は、MRSAや緑膿菌など耐性化の可能性が強いグラム陰性菌であることが多く、死亡率も高いのが特徴といえます。

誤嚥性肺炎像と混同しやすい病状［下側肺障害］

肺組織の重量によるばね効果に伴う換気量低下および、脊柱と心臓を含む縦隔内臓器により中枢側気管支が圧迫閉塞され起こった換気不全によって引き起こされます。寝たきり症例に多く確認される下側肺障害は、両側背側肺の無気肺を伴いやすく、典型的とされる誤嚥性肺炎に類似していて、混同されやすいです。下側肺障害においては誤嚥性肺炎と異なり、呼吸介助や体位排痰、座位促進による換気改善手技が有効です。

また、低ADLの方に多いため誤嚥性肺炎と合併し遷延難治化することも多く見受けられます。

咳痰の評価について

　痰は色や粘度、具体的な量を見るほど正確に評価できます。簡便に行う場合には色と粘度に注目し、Miller&Jones の分類で判定します。

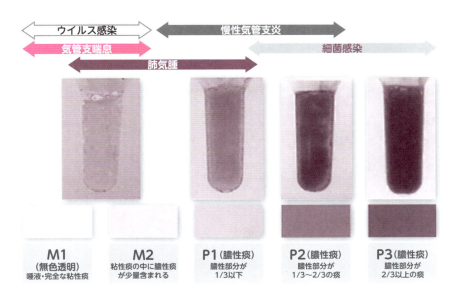

　気道感染の分類においては、大まかにウイルス感染と細菌感染があります。インフルエンザなどを除いて、一般的なウイルス感染は抗生剤などの効果は期待できず、自己免疫により通常5日以内に自然軽快します。対して呼吸器疾患を持つ方や高齢者の細菌感染においては、多くの場合に早期の抗生剤投与が必要となります。

　ウイルス感染は通常、透明〜白色の喀痰を示し、細菌感染は黄色や緑、黄土色などの特徴的な発色をしています。元来、慢性気道感染をもち、色のついた痰を出している方においては、痰の量がいつもより明らかに増えた自覚があるか、痰の色の変化があるかにより判断します。

　一過性誤嚥性発熱の場合には痰の色が変わらず、感染性誤嚥性肺炎の場合には痰の色が変化することが多いです。

咳痰の出る時間帯について

　咳痰の出る時間帯にも注意しましょう。COPDや気管支ぜんそくなどの慢性閉塞性肺疾患の方は、早朝から朝方の気道狭窄による息苦しさや咳痰を示します。対して誤嚥においては、食後に増悪します。繰り返す誤嚥により感染性誤嚥性肺炎をきたした時には、夜間の咳痰の増加から1日通しての増加へと変化してゆきます。免疫は夜間に低下するため、通常朝方の倦怠感や発熱は夕方に比較して軽いことが多く見られます。体内水分量の少ない高齢者や、るいそうの方、嚥下障害の方は空気の乾燥時や口呼吸の増悪により痰が濃縮し、朝方のみ茶色の痰を出すこともあります。

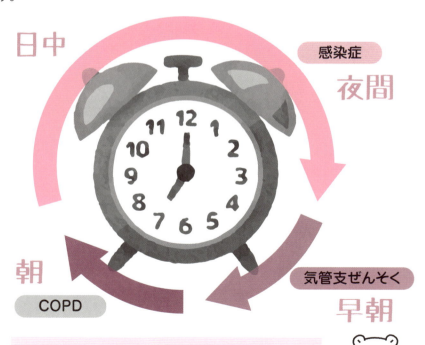

痰の多い時間（視診時）の例を図にしてみました

フーバー徴候（Hoover's sign）

　肋間筋の萎縮や炎症、無気肺などによる肺組織の硬化、胸膜の炎症などにより吸気時に下部肋間部が胸膜側（内側）へ陥没する症状です。新しく確認されるときは、確認された側の肺の炎症が疑われます。成人の呼吸は胸郭の拡張に肺組織の拡張が追従して行われます。そのため、肺組織や胸膜の拡張が悪いときには、胸郭と肺組織・胸膜とが引っ張り合いすることになります。そのとき、肋間筋が薄くなっていたりすると、肋間が内側に引き込まれるように見えるために起こる現象です。病態の経過において慢性をきたす場合が多いものの、急性の変化もよく経験します。スタッフから「新しくフーバー徴候が出ています」との連絡を受けると、私はその時点で肺炎もしくは胸膜炎としての検索の準備を始めます。

　多量誤嚥や窒息の時にも、るいそうの進んだ方においては換気低下部位に確認されます。

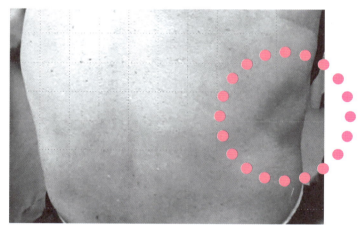

　フーバー徴候は下部側胸部（上写真囲み部分）によく見られますが、同様に、局所的に換気量が大きく減少した場合、減少した部分の胸郭の動きが悪くなります。

　片肺の部分窒息などの場合は、いつもと異なり前傾姿勢で荒い頻呼吸をしており、片方の肩が大きく動いていたり、軽く首をかしげていることがあります。大きく動いている方は健側で、反対側の肺に不全窒息をきたしていることが多いです。

　比較的多量の誤嚥による場合、もちろん聴診で確認できますが、触診や視診により誤嚥部分の胸壁の振動を感じたり、誤嚥による換気低下部位の胸郭の動きが小さくなっているのを感じることができます。

肺炎の重症度分類と脱水評価について

市中肺炎では、年齢、脱水、呼吸不全、意識障害、血圧低下 の5項目（A-DROP）、院内肺炎では、免疫不全、呼吸不全、意識障害、年齢、脱水・乏尿 の5項目（I-ROAD）が肺炎の重症度分類の項目として設定されています。いずれにおいても年齢、脱水が重要な項目です。

市中肺炎重症度分類
（A-DROPシステム）

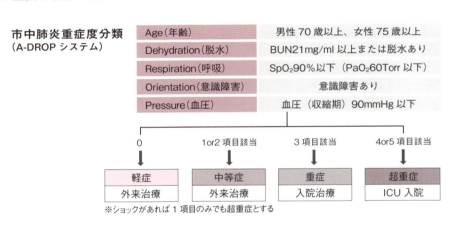

院内肺炎重症度分類
（I-ROADシステム）

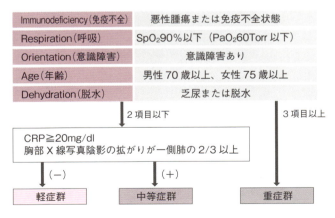

参）日本呼吸器学会　呼吸器感染症に関するガイドライン作成委員会：成人市中肺炎診療ガイドライン．日本呼吸器学会，東京，2007
参）日本呼吸器学会　呼吸器感染症に関するガイドライン作成委員会編：成人院内肺炎診療ガイドライン．日本呼吸器学会，東京，2008

＊＊脱水は、触ってわかる！＊＊

　水分摂取困難となりやすい嚥下障害は、高齢、脱水を持つ方が多く、とくに男性では肺炎が重度化しやすいことがわかっています。高齢者の脱水は口渇や唾液の泡立ちでも分かりますが、手甲静脈を観察することでも容易に判断できます（写真）。

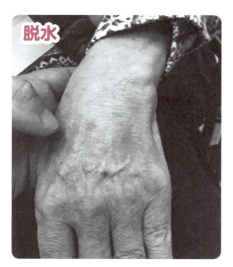

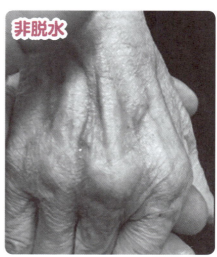

　判断に悩むときは、患者さんの手の甲、中枢側から抹消へ静脈（青く透けていたり、ポコっと浮き出ている所）を圧迫してみましょう。圧迫を解除したときに静脈の回復が遅いときは脱水、圧迫しても離しても静脈の見え方にはっきりとした変化がないときには、強い脱水の可能性が高いといえます。

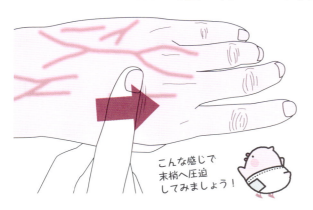

こんな感じで末梢へ圧迫してみましょう！

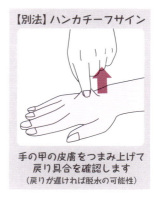

【別法】ハンカチーフサイン

手の甲の皮膚をつまみ上げて戻り具合を確認します
（戻りが遅ければ脱水の可能性）

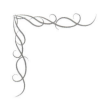
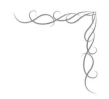

「食事」の大切さ。

　食事は栄養摂取の意味合いとしてばかり注目されがちです。
　本来、食事は好きな環境で味わい楽しむ時間であり、好きな人たちとコミュニケーションをとって社会性を保つ場所でもあります。規則正しい3度の食事は、1日の規則的な流れを作る大切な機会なのです。
　いつもの食事の時間に食堂に出る、知り合いと顔を合わせ話す、食べる量が少なくとも、食べられなくとも、香りを嗅ぎ、見て、音を聞き料理を楽しむ。一見何気ない行為のようにも見えますが、五感をフルに使い、栄養を摂る以外の意味も多く持ち合わせているのです。
　患者さんが自らの生活を選択し、人生を彩ることができる食事は、社会性を保ち、せん妄や認知症の進行を防止し、なにより幸せに毎日を過ごしてゆくための、大切な手段です。

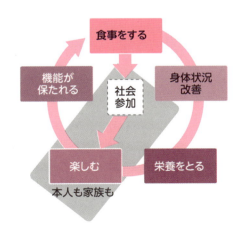

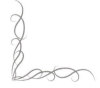

Ⅱ
【評価編】スクリーニングを学ぼう

嚥下障害は一つの症状でしかありませんので、"この評価だけを行えば、十分"という検査もありません。しかし、素晴らしい評価法もたくさんあります。複数のスクリーニング検査を組み合わせて嚥下障害といういち症状の原因を推測して評価を行いましょう！

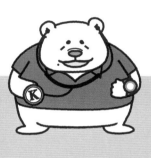

評価について

❖いざ、実践！ ……のまえに。❖

基礎知識が深まってきたところで、誤嚥性肺炎に関する評価（スクリーニング）を学んでいきましょう。
おむさん、準備はいいですか？

はい！　よろしくおねがいします！！
……スクリーニングって、具体的には何をするんでしょう。

大切なのは「何のために」「何を調べたくて」検査をするのかという目的をはっきりさせることです。
目的によって、評価方法も変わってきます。基本的なところから、一つひとつじっくりみていきましょうね。

は〜い！

　誤嚥性肺炎の診断率が低い要因として、典型的な肺炎症状を示さないものが多いことがあります。一般的な肺炎の診断項目として、

①咳嗽・発熱
②血液検査における白血球数の増加、CRP の上昇、血沈時間の延長
③胸部単純 X 線検査における肺野浸潤影

が挙げられますが、誤嚥性肺炎の3分の1〜2分の1程度が平熱の症例なのです。また、咳、呼吸困難、悪寒、胸痛、チアノーゼのない症例も多いため診断を困難にします。そこで、複数のフィジカル所見を中心に、簡単なことを踏まえて評価することにより診断率を上げることができます。
　まずは、誤嚥性肺炎の原因もしくは増悪の原因となる摂食嚥下障害の診断・評価方法から学んでいきましょう。

嚥下力を評価する

反復唾液嚥下検査
RSST(Repetitive Saliva Swallowing Test)

目的 食物を食道まで送る動作が可能かどうかを評価します。

①患者さんは座位、またはリクライニング位
②喉頭隆起および舌骨に検者の指を当てて唾液を空嚥下させます（「できるだけ何回も"ゴックン"とつばを飲み込んでください」と指示）。
③正常な嚥下で喉頭隆起が約2横指（3〜4cm）ほど持ち上がります。
④30秒間に触診で確認した嚥下回数を記録します。
　喉頭挙上が不完全で十分移動せず、途中で下降する不完全な嚥下運動は嚥下回数に数えません。口腔乾燥が強い場合には1ml程度の水を舌背にたらしてテストします。RSSTの正常値：30秒間に嚥下運動が3回以上できれば正常です。

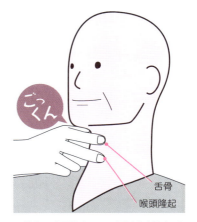

※軽度の嚥下障害では3回以上を示すこともあり、3回未満においては明らかな障害かコミュニケーション、意欲障害と考えます。
※正常値は3回以上とされていますが、5回以下は機能低下の可能性が考えられます。

改訂水飲み検査
MWST(Modified Water Swallowing Test)

目的 水分などの訴えを伴うかを含め、食物を口から食道へ送ることが可能かどうかを評価します。

　私たちの場合は、常食摂取の方＝90mlを自由なスピードで摂取、有リスク者においては3ml → 30ml → 90mlと少しずつ飲水量を上げて評価を行っています。

■ 記録
①冷水3mlを口腔底に注ぎ、嚥下を指示します。
②嚥下後、反復嚥下を2回行ってもらいます。
③評価基準が4点以上なら最大2施行繰り返します。
④最低点を評点とします。

■ 評点基準（各1点）
1：嚥下なし、むせる and/or 呼吸切迫
2：嚥下あり、呼吸切迫（不顕性誤嚥の疑い）
3：嚥下あり、呼吸良好、むせる and/or 湿性嗄声
4：嚥下あり、呼吸良好、むせない
5：4に加え、反復嚥下が30秒以内に2回可能

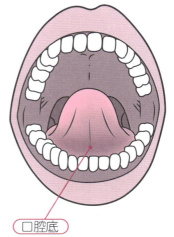

口腔底
口の中の下側の壁（舌の下部）で、下の歯茎と舌根の間のU字形の部分。

フードテスト

目的 経口摂食を行っている方や、RSST、MWSTで食物の送り込みが可能と判断される方に行います。基本はMWSTと同様の検査ですが、目的の食形態が摂取可能かを判断する、明確な方法です。

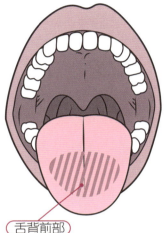

舌背前部
下の上面の前方部分

■ 記録
　①茶さじ一杯（4g）のプリンなどを舌背前部に置き、嚥下を指示します。
　②嚥下後、反復嚥下を2回行ってもらいます。
　③評価基準が4点以上なら最大2施行繰り返します。
　④最低点を評点とします。
■ 評点基準（各1点）
　1：嚥下なし、むせる and/or 呼吸切迫
　2：嚥下あり、呼吸切迫（不顕性誤嚥の疑い）
　3：嚥下あり、呼吸良好、むせる and/or 湿性嗄声、口腔内残留中等度
　4：嚥下あり、呼吸良好、むせない、口腔内残留ほぼなし
　5：4に加え、反復嚥下が30秒以内に2回可能

＊フードトレーニング施行時の注意＊

　スクリーニングの手法である「フードテスト」を行い、経口摂取が可能と判断された後、直接トレーニングであるフードトレーニングを行います。施行するにあたってはいくつかの注意点があります。
○窒息リスクの高い症例に対し施行する場合に備え、誤嚥・窒息時の対処方法、救急対処法をマスターしておきましょう。
○少なくともリスクの高い行為をする場合には、周囲へ呼びかけを行った後に施行してください。
○施行時には飲み込みだけではなく、呼吸回数、深さに十分な注意を払わなければいけません。呼吸回数が増え、深い呼吸をするようになったときには休憩を与えながらのフードトレーニングとし、呼吸回数が増え呼吸が浅くなってきた場合には誤嚥が考えられます。フードトレーニングを中止し誤嚥の有無の評価を再度行ってください。

参）井上登太,5分以内で助けよう！誤嚥窒息時のアプローチ，株式会社gene, 2017

簡易嚥下誘発試験
SSPT（Simple Swallowing Provocation Test）

目的 他動的に咽頭へ水を少量注入することにより、確実な嚥下反射の惹起の有無を判断することができます。患者さん自身の努力、協力が必要でないため応用範囲の広い検査法です（せん妄や認知症のある方で、拒否される場合は困難となります）。

①仰臥位で5分間安静にします。
②経鼻的にカテーテル5Fr（外径1.7mm）を挿入します。
③カテーテル先端が中咽頭にあることをライトを使って肉眼で確認します。
④カテーテルより常温蒸留水0.4mlを注入します。
⑤嚥下反射の有無を視覚的に確認します。
⑥嚥下が生じるまでの時間を測定します。

　3分以上の間隔をおいて3回繰り返し、短い2回の平均を計算します。嚥下が3秒以内に誘発されたものを正常とし、3秒以上を要したもの、または嚥下反応がみられなかったものを異常とします。

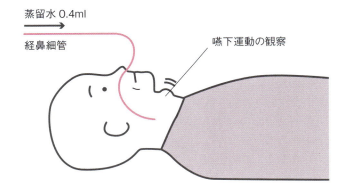

参）寺本信嗣他：嚥下機能スクリーニングとしての簡易嚥下誘発試験の有用性日呼吸会誌 37 (6), 1999

呼吸音、嚥下時の誤嚥の有無

頸部胸部聴診法
CCA（Cervical and Chest Auscultation）

目的 誤嚥の有無や楽に嚥下しやすいポジションの設定、肺炎の判定などには頸部胸部聴診法をおすすめしています。

■聴取部位
頸部胸部聴診法で聴取する部位は、
　①両側頸部喉頭高のいずれか
　②③左右気管分岐部
の計3ヵ所（下図）となります。頸部胸部聴診法施行時の頸部聴診部位は、胸鎖乳突筋と重なり、多くの場合はその前方、場合によっては胸鎖乳突筋上での聴診となります。頸動脈が近くを走行するため頸動脈雑音が聴取されることもあり、当該部位を避けることが適当です。

嚥下前後の右、もしくは左頸部（声門部）および胸骨左右縁での3呼吸音を3回（計9呼吸音）聴取します。

①呼吸音の変化を確認したもの
②呼吸パターンの
　（呼吸回数、吸気呼気比）
　明らかな変化を確認したもの

上記2項目のいずれかを満たすものを誤嚥と疑い、陽性とします。血管雑音・呼吸雑音を元来持つ症例の判断は注意を要します。

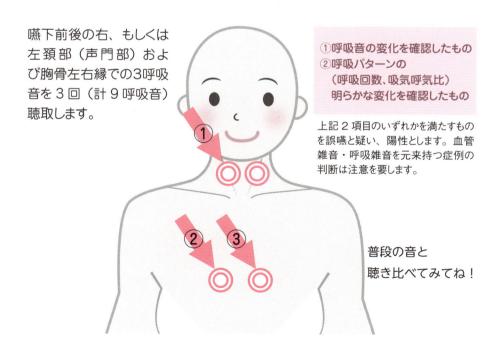

普段の音と
聴き比べてみてね！

頚部胸部聴診法は 4 つの判定分野に分けられます。

①誤嚥判定
食物、飲料などの嚥下前後の呼吸音、呼吸パターンの変化により嚥下時の誤嚥の有無を判定します。

②設定判定
体位、頚部角度の変更により、嚥下前後の呼吸音、呼吸パターンが変化します。楽に嚥下しやすいポジションや代償嚥下方法を推定します。

③機能障害判定
頚部における嚥下音、胸部における肺音の聴取により、口腔、咽喉頭の機能、呼吸状態および肺野状態を評価します。

④肺炎判定
通常の肺炎や誤嚥性肺炎では、全肺野で一度に同じ異常が起きることはありません。どの部位にどの雑音が聴こえるのか、呼吸音がどこで小さくなっているのか、どの部位にどの病気の肺炎が起きているか聴診をもとに想像してください。

障害		嚥下音			嚥下雑音	呼吸音	呼吸雑音
		延長	減弱	繰り返し			
先行期	認識障害						
	唾液分泌不全						
準備期	閉口障害						
	咀嚼障害						
	食塊形成不全						
口腔期 咽頭期	舌送り込み障害	●		●			
	軟口蓋挙上不全	●	●	●	(開放音水泡音)		
	咽頭収縮減弱	●	●	●	水泡音		
	喉頭挙上障害	●	●	●	水泡音		
	喉頭蓋反転不全	●	●	●	(ノック音)		
食道期	食道入口部開大不全	●	●	●	連続握雪音		
	食道逆流				逆流水泡音		
声門下	誤嚥				嚥下前後パターン変化	●	
	肺炎				パターン変化	●	

参) 井上登太：嚥下機能は耳で診る! 肺音と頚部胸部聴診法, 株式会社 gene, 2019.

感染症や逆流のリスクを調べる

腹部聴診法

目的 腹部を評価する目的は、肺炎以外の発熱や食思不振の原因がないかになります。腸管運動不全による食欲低下、肝臓胆嚢の炎症、尿路感染などです。腸管運動不全は、逆流性誤嚥とメンデルソン症候群の原因になります。

腹部を聴診する際は、まず下図の○部分（上腹部、下腹部、腸管）の3箇所をそれぞれ聴取してみましょう。聴診では、腸蠕動音の亢進・低下を耳で捉え、打診では鼓音の有無を探ります。そして触診では張りや熱感や痛みなどがないかを自身の掌で捉えます。

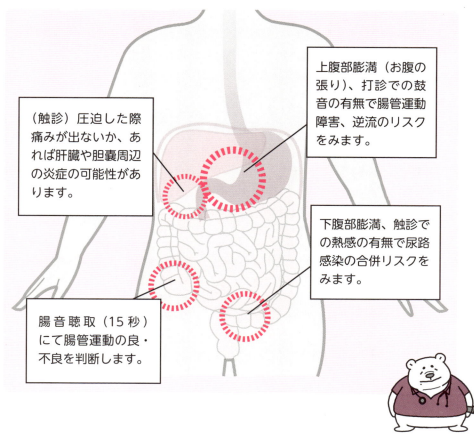

（触診）圧迫した際痛みが出ないか、あれば肝臓や胆嚢周辺の炎症の可能性があります。

上腹部膨満（お腹の張り）、打診での鼓音の有無で腸管運動障害、逆流のリスクをみます。

下腹部膨満、触診での熱感の有無で尿路感染の合併リスクをみます。

腸音聴取（15秒）にて腸管運動の良・不良を判断します。

体験から

急性期から回復期、慢性期と終末期の間の「壁」

　さまざまな場で話をする機会をもらうと、改めて感じることがあります。

　それは、生まれてから亡くなるまでの人生のどこに目を向けるかにより、同じ障害に関しても、考え方や評価施行内容が全く異なるということです。

　治療・ケアの目的を機能回復とするのか、肺炎や窒息を起こさないこととするのか、生存期間とするのか、生き方の質とするのか……おかれている立場や職種により、目指す場所が違っているのがわかります。

　かかわりあう方はみな、心からその人の幸せを考えかかわっています。しかし、摂食嚥下障害の方をはじめとした多くの方の亡くなるまでの人生に長い期間かかわり続けてきたなかで、急性期から回復期、慢性期と終末期の間の目的と考え方の「壁」のようなものをひしひしと感じています。

　さまざまな立場やかかわりあえる期間の制限、認められた保険内容の制限、マンパワーの限界、環境などの制限があることは、私たちも日々経験し実感しています。

　機能回復だけでなく、加齢や病態変化による再増悪を予測した対応の継続ができていたか。逆に、本人・家族の希望ということを言い訳にして、正しい状態や改善方法を提案せず、本来もっと楽しめた人生をないがしろにしなかったか。指導し、食事調節（制限）を行い、肺炎や窒息をせず長生きしてもらったときでも、多少肺炎を起こしても、多少短い人生になろうとも、もっともっと、本人が好きなものを食べて、楽しんで生きてもらえるようにできなかったか。

　それぞれの立場において、その状況ごとの目標を持ち対応いただけることが必要です。そしてさらに、患者さんの人生の経過のなかでどの部分のかかわりを持っているのかを理解いただき、人生の最後までかかわりあうバトンタッチをスムーズに行うには、誤嚥性肺炎を単なる急性期疾患と考えたり、摂食嚥下障害を単なる機能障害と考えず、人生全体の経過のどの時点でどのような影響を与えていくのか、幸せな人生を過ごすには現時点で何が必要なのかを考えていただきたいと思います。

食事による負荷などを判定

SpO₂ について

　経皮的酸素飽和度測定機器（パルスオキシメーター）は、機器特性（発光ダイオードの性能等）により3%以下の測定誤差は認められており、測定時の局所温度が24〜27度以下、動脈圧40mmHg、脈圧13mmHg以下での測定は不可能とされています。

食事による一定時間の SpO₂ の変化

　食事前後の SpO₂ が2%以上低下することで、誤嚥の有無の判定とされる報告もあります。呼吸器科的には食事動作程度の運動により酸素飽和度が一定時間以上継続して低下するのは①食事動作が高負荷の運動にあたり困難性をもつ症例②元来の呼吸機能低下を伴う病態③軽度の労作にて酸素飽和度が低下するほどの肺炎をきたしている、のいずれかもしくは合併した状態といえます。

　食事前後の SpO₂ の測定は、誤嚥の有無の判定に使用するというより、食事動作がその人に対して高負荷になりすぎていないか、誤嚥性肺炎を起こし低酸素になりつつある状態かの判定として有効です。

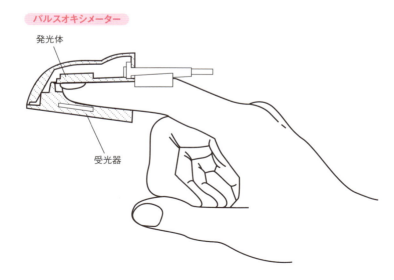

食事中の瞬間的な SpO₂ の変化

　重度呼吸障害の方には、食事は強い運動負荷を与え、低酸素血症を誘発することもよく見られます。摂食・嚥下障害を伴う呼吸不全の方においては、安静時、運動時に加えて食事時に別個の酸素投与量設定を必要とするケースも多く見られます。呼吸が乱れるということは、食事を不快で苦痛なものへと変化させてしまうということ。身体的には、嚥下時無呼吸時間の保持や喉頭侵入時の息こらえの困難化、誤嚥時の喀出困難化をきたします。

　誤嚥を疑う方や、摂食時の疲労感が確認される方に食事中呼吸パターン・経皮下動脈血中酸素飽和度（SpO₂）モニタリング評価を行うと、むせや咳を伴わないものの、食事が進むにつれ呼吸数の増加や瞬間的な低酸素になり、速やかに低酸素が回復し、食前食後で SpO₂ の変化が認められない方が多く確認されます。少量の気道異物は低酸素血症をもたらしにくいものの、呼吸パターンの変化は高率に誘発します。瞬間的な低酸素を示すものの呼吸パターンの変化に乏しい方は誤嚥性肺炎を頻回に起こすことが多く、呼吸パターンの変化および瞬間的な低酸素をともにきたす方は低頻度の（年に 1 回程度）誤嚥性肺炎を起こす方が多いです。

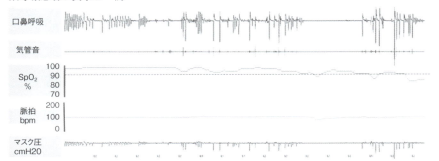

頻呼吸患者の食事の一例

食事時無呼吸、低酸素誘発と肺炎の関係

		肺炎なし	年 1 回肺炎	複数回肺炎
SpO₂	90% 以上	96.6	72.1	88.9
	85% 以上 90% 未満	2.5	18.9	9.5
	80% 以上 85% 未満	0.8	8.5	1.4
	80% 未満	0.1	0.5	0.1
	3% 以上の低下回数（回 / 時間）	7.9	27.1	30.5
	10 秒以上の無呼吸回数	13.8	24.5	8.1

参）井上登太：頻呼吸患者における主食の形態を変えることによる摂食量の変化 . 呼吸ケアと誤嚥ケア , 10(1): 15-18, 2017.

味が変……！

味覚障害について

味覚障害により食欲不振となり、摂食嚥下障害を診断されたり、吐き出したり、拒否を繰り返す方も見かけます。口腔内所定部位に、甘い・塩辛い・すっぱい・苦い味の溶液をつけたろ紙をおき、その感覚域を主観的に判断する「ろ紙ディスク法」が一般的です。

また、栄養障害の経過により亜鉛やリン、鉄などの微量元素欠乏、胃潰瘍や胃食道逆流（GERD）の合併による食欲異常、慢性気管支炎と合併が多い慢性副鼻腔炎や喫煙に伴う慢性気道炎症により、味覚異常を生じることもあります。

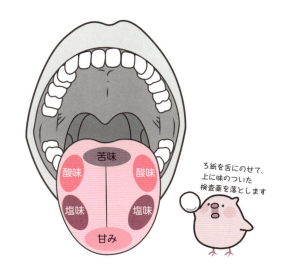

味覚障害患者2278例の原因分析では、薬剤性が21.7％と最も多く、特発性15.0％、亜鉛欠乏性14.5％、心因性10.7％が認められます。

薬剤性味覚障害の原因となる薬剤はきわめて多く、呼吸器疾患や呼吸器疾患に合併する循環器疾患の治療薬にも味覚に影響をおよぼすものが多く認められます。テオフィリンや副腎皮質ステロイド、抗菌薬、利尿剤などは、口腔内乾燥や炎症、そして二次的な感染を起こし、味覚異常を示すことが多く見られます。

とくに、抗コリン薬やステロイド、気管支拡張剤（β刺激薬）などの吸入薬の口腔内残存によりよく認められます。吸入薬使用後の適切な含漱や口腔ケアにより、薬剤が口腔内に残らないように注意しなければいけません。

参）Hamada N,Endo S,Tomita H:Characteristics of 2278 patients visiting the Nihon University Hospital Taste Clinic over a 10-year period with special reference to age and sex distributions. Acta Otolaryngol Suppl.546：7-15，2002.

臨床では……

すっぱいものは、誤嚥を招く……?

　酸性物の一定量の誤嚥による間質性肺炎が多く確認されます。その原因の多くは胃液の逆流性誤嚥によるものですが、食用酢、柑橘類果汁などの誤嚥によっても起こります。

　私は救命目的の緊急手術中に胃液（pH=1 ～ 2）逆流性誤嚥を起こした患者さんに立ち会った経験があります。吸引を行いアンビューバッグで換気介助したものの、低酸素血症を速やかにきたしました。すぐに気管内挿管し、気管支拡張剤と高濃度酸素を投与。理学療法士と共に体位排痰呼吸介助をしつつ気管支鏡にて異物吸引とステロイドの直接噴霧を行いましたが、多量の浸出液が流れ出してきており、気管が急速に蒼白浮腫化して閉塞し換気を保つことができず、救命できませんでした。この間の経過は数十分です。

　また、精神疾患の方の食用酢（pH=2.8）の多量摂取と多量誤嚥の時も同様の経過でした。

　食後の逆流性誤嚥の場合は胃酸も希釈され pH2 ～ 5 前後となっており救命可能なことも多いですが、やはり pH3 未満の強酸性物の誤嚥には気を付けなければいけません。市販の食物にもレモンやコーラなどの pH=2 前後のものもあれば 100％柑橘系や野菜ジュースの多くは pH ＝ 2 ～ 3 です。もちろん誤嚥しなければいいのですが、嚥下障害でとくに消化管運動不全や円背を伴う方には注意が必要です。嚥下障害の方に使用するゼリーにおいても 6.4％ が強酸性となり、注意を要する 4 未満になると 27.7％ が当てはまります。ゼリーの離水や賞味期限の保持、形態の安定のためには、製造上酸性度が強くなる傾向があるようです。

参）井上登太，呼吸ケアリハビリテーションの技術と知識を生かした誤嚥性肺炎への対処方法，第 20 回呼吸ケアリハビリテーション学会　ランチョンセミナー 3，2010

口腔内のpH をチェック

口腔内pH検査

目的 口腔内の汚染、乾燥、においを認めたり、一見上手に嚥下していても、発熱、微熱を繰り返す方や円背の方には積極的にpH検査を施行します。口腔内（奥舌部）の明らかな酸性を示す場合、誤嚥性肺炎のリスクにつながるためです。

　口腔内の酸性化は、胃食道逆流症（GERD）に加え、口腔内乾燥、唾液量減少、脱水、口腔内感染などが要因として挙げられます。私たちは以前（2008年～2009年）に口腔内pHと咽頭内pHを比較したことがあります。その結果、嚥下障害の患者さんのうち口腔と咽頭pHが同じ傾向を持つ症例は10％程度しかなく、多くは口腔内状態によりもたらされることを示しました。

口腔内の細菌数を測定

唾液中細菌数測定

目的 口腔内汚染を細菌数で視覚化することで、肺炎のリスクを理解しやすくなります。口腔内の細菌数を数値で測定できる機器は簡便迅速に測定可能ですが、いくらか高額なこともあり、通常は顕微鏡などを用いて、現在の口腔内の菌の量や活動性を評価します。

咳反射の確認

酒石酸咳反射テスト

目的 酒石酸をネブライザーにて吸入し、咳反射が出現するかを判定することで、気道反射の有無を評価し、不顕性誤嚥（silent aspiration）の有無を判定します。

参）浅野一恵，村上哲一，山倉慎二：重症心身障害児者の誤嚥性肺炎発症リスク検出における酒石酸咳反射テストの有用性、日本摂食・嚥下リハビリテーション学会雑誌 2011；15(2): 183-189.

舌の運動機能

舌圧検査

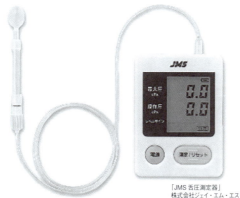

「JMS 舌圧測定器」
株式会社ジェイ・エム・エス

最大舌圧の目安（kPa）

成人男性 （20～59歳）	35～
成人女性 （20～59歳）	30～
60歳代 （60～69歳）	30は欲しい
70歳以上 高齢者	20は必要

株式会社ジェイ・エム・エス「お口の情報室」（http://orarize.com/）より

　舌の運動機能を最大舌圧として測定するものです。事前に数回練習し、休憩の後測定します。舌圧プローブは検者（介助が不要な方であれば患者さん）が持ちます。舌圧計に接続した舌圧プローブのバルーン部分を被検者の口腔内に入れ、バルーンを挟むように口蓋前方部に向けて舌を押し付けます。随意に最大の力で押しつぶしてもらい測定します。舌圧は一般的には男性が女性よりも強く、加齢と共に男女差はなくなり、60歳代以降より低下します。

　食事時のむせや、高齢者の嚥下時の食物残留と相関がみられます。舌圧が30 kPa以上を示す方は常食を摂取できる場合が多く、20 kPa未満ではその半数以上が嚥下調整食を摂取していることも報告されています。

　舌圧は残存している天然歯数とは相関しないため、正確な評価が難しく、測定機器を使用した評価はとても大切ですが、ディスポーザブルプローブは1本500円程度と高価なのが難点です。舌圧低下時に使用する訓練機器（ペコぱんだ® 1個800円）も販売されています。

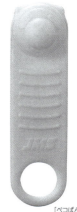

「ペコぱんだ®」
株式会社ジェイ・エム・エス

参）Hamada N, Endo S, Tomita H: Characteristics of 2278 patients visiting the Nihon University Hospital Taste Clinic over a 10-year period with special reference to age and sex distributions. Acta Otolaryngol Suppl.546：7-15，2002.

呼気・吸気の量

呼吸機能検査（スパイロメトリー）

目的 呼吸の際の呼気量と吸気量を測定して、呼吸の能力を調べる検査です。換気機能を調べるには基本といえるでしょう（気胸や骨折、肺炎の方、感染症を患う方への施行は禁忌です）。

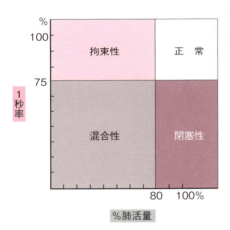

1秒率（FEV1.0%）：肺活量を測定する際、最初の1秒間に全体の何%を呼出するかの値。簡単にいうと、**息を吐く力**ですね。肺の弾力性や気道の閉塞の程度を示します。弾力性がよく、閉塞がないと値は大きくなります。

肺活量（VC）：被検者に空気を最大まで吸ってもらった後、いっぱい吐いたときの量。簡単にいうと、**息を吸う力**ですね。通常、年齢と身長によって計算した予測正常値と比較し、%肺活量として表します。肺の呼吸全容量を測ることができます。

　人工呼吸器離脱後の摂食嚥下障がい患者において排痰可能な最大咳流速（Peak Cough Flow：PCF）は110L/min 。神経筋疾患患者においてはPCF<270L/minになると感冒罹患時に急性呼吸不全、窒息のリスクがあります。160L/minは普段から排痰困難や誤嚥を認めるようになるとされています。

　嚥下障害の方にはPCFは測定困難なことも多く、私たちは気管支ぜんそくの方々の指導によく使用するPEFR（最大呼気速度）を代用して評価を行っています。2008年の私たちの研究ではPEFR＜200L/minを境に、誤嚥性肺炎の発生率が高まる傾向を認めました。実臨床においてはPEFR>200L/min　最大発声持続時間MPT>8secを1つの基準として指導しています。

参）Bach JR,Saporito LR:Criteria for extubation and tracheostomy tube removal for patients with ventilator failure,Chest1996；110:1566-1571

誤嚥・飲み込みを確認

# 嚥下造影検査
VF(Video Fluorography)

目的 食べ物が気管に入っていないかどうか（誤嚥、食物残留等）・安全に飲み込みができるかどうか（食品の種類、体位、摂取方法）について、レントゲンの透視検査を利用して評価する検査です。

嚥下の評価としてゴールドスタンダードとされ、視覚的にとらえやすく、専門知識のない方においても短時間の説明で異常を認識することができるようになります。

造影検査は4倍希釈バリウムや非イオン性造影剤を使用して行いますが、リスクとして使用薬剤によるアレルギーや誤嚥に伴う肺炎や肺障害が挙げられます。そのため、呼気介助、咳介助による手技吸引の準備を行いつつ施行する必要があります。検査前スクリーニング評価に基づいた内容のVF検査において肺炎や肺障害を起こすことは非常に少ないといえます。

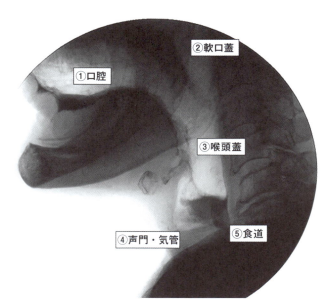

①口腔
②軟口蓋
③喉頭蓋
④声門・気管
⑤食道

以下の5つが基本的な注目項目です
①口腔内で食材が一塊化されているか
②軟口蓋が挙上しているか
③喉頭蓋が翻転しているか
④声門が閉鎖して誤嚥していないか（気道に誤嚥物が入っていないか）
⑤食道入口部の開きと残渣がないか

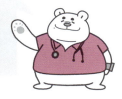

形態・機能・誤嚥を確認

嚥下内視鏡検査
VE（Video Endoscopy）

目的 咽頭ファイバースコープを用いて咽頭・喉頭の形態、運動機能・誤嚥の有無を評価する嚥下機能検査です。

放射線による被ばくもなく、造影剤も使用しないことから、咽頭の不快感を除けば低侵襲の検査といえます。嚥下の瞬間は、ホワイトアウト（喉頭蓋の反転と咽頭収縮により咽頭から食道へ食物が移動する瞬間にファイバースコープの視界が遮られる現象）により確認できないデメリットはありますが、残渣量や気管内の侵入物を明確に見ることができ、麻痺や誤嚥物などを視覚的に共有することが容易に可能となります。

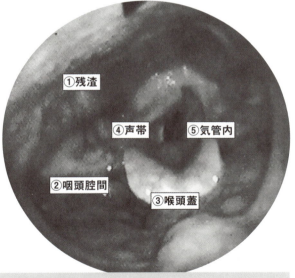

以下の5つと兵頭スコアが基本的な注目項目です
①咽頭内残渣量
②咽頭腔間の保持ができているか
③喉頭蓋の萎縮がないか
④声門の開大・閉口は可能か
⑤気管内に誤嚥物がないか

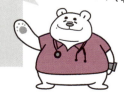

詳細な評価内容は
日本摂食嚥下学会
ウェブサイトを見てみてね！

検査に伴う不快感により、認知症や精神障害、発達障害を持つ方には施行困難なこともあり、稀に声帯麻痺や気管攣縮をもたらすことがあります。

　私も過去２例経験があります。いずれも、ファイバーによる刺激は非常に軽くなるよう施行していましたが、突然の咳嗽と共に喘鳴、呼吸困難を呈し、気管攣縮、声帯麻痺を確認しました。一例は一時的挿管、もう一例は酸素投与しアンビューバッグ換気サポートが必要となりましたが、両例とも数十分の経過で回復しました。

兵頭スコア（嚥下内視鏡所見のスコア評価基準）

	良好 ←――――――――――→ 不良			
梨状陥凹などの唾液貯留	0 ・	1 ・	2 ・	3
咳反射・声門閉鎖反射	0 ・	1 ・	2 ・	3
嚥下反射での惹起性	0 ・	1 ・	2 ・	3
咽頭クリアランス	0 ・	1 ・	2 ・	3

誤嚥　　　　　　なし　・　軽度　・　高度

随伴初見　　　　鼻咽腔閉鎖不全　・　早期咽頭流入
　　　　　　　　声帯麻痺　・　（　　　　　　　　　　　）

①喉頭蓋谷や梨状陥凹の唾液貯留
0：唾液貯留がない
1：軽度唾液貯留あり
2：中等度の唾液貯留があるが、喉頭腔への流入はない
3：唾液貯留が高度で、吸気時に喉頭へ流入する

②声門閉鎖反射や咳反射の惹起性
0：喉頭蓋や披裂部に少し触れるだけで容易に反射が惹起される
1：反射は惹起されるが弱い
2：反射が惹起されないことがある
3：反射の惹起が極めて不良

③嚥下反射の惹起性
0：着色水の咽頭流入がわずかに観察できるのみ
1：着色水が喉頭蓋谷に達するのが観察できる
2：着色水が梨状陥凹に達するのが観察できる
3：着色水が梨状陥凹に達してもしばらくは嚥下反射がおきない

④着色水嚥下による咽頭クリアランス
0：嚥下後に着色水残留なし
1：着色水残留が軽度あるが、2〜3回の空嚥下でwash outされる
2：着色水残留があり、複数回嚥下を行ってもwash outされない
3：着色水残留が高度で、喉頭腔に流入する

随伴初見：鼻咽腔閉鎖不全・早期咽頭流入・声帯麻痺
4点以下：経口摂取はおおむね問題なく行える
5〜8：経口摂取は可能だが誤嚥のリスクあり
9〜：経口摂取は困難

肺炎像をみる

レントゲン読影について

　誤嚥性肺炎の胸部単純X線像は、典型的所見として両側下肺背側の浸潤影を記載したものが多いです。しかし、明らかに誤嚥性肺炎と診断されるもののなかでも、典型例と異なった肺炎像を示す方が非常に多く、逆に誤嚥性肺炎として紹介を受ける方のほとんどは、一般的に典型的とされる両側下肺背側の肺炎像を示しています。

　このような混乱は、なぜ引き起こされてしまうのでしょうか。混乱のおもな因子としては、

①肺炎の部位が心陰影や、横隔膜に重なる方が多い
②高齢者が元来多く持つ胸部合併症による肺炎像の不明瞭化
③低栄養による胸水の合併
④高齢者、低ADL者の仰臥位での撮影や、撮影時の息止め困難により撮影条件が悪化
⑤円背や心肥大の合併による肺門裏面、心臓裏面、横隔膜上の異常陰影の不明瞭化
⑥典型的誤嚥性肺炎像とされる両側下肺背側の浸潤影の思い込み
⑦誤嚥性肺炎の方により異常陰影のパターンが異なること

　などが挙げられますが、いくつかのコツを踏まえた注意深い観察、過去のX線像との比較、撮影時の条件として、「せめて座位は保つ」「正面だけでなく側面の撮影を行うことで、心臓や横隔膜に隠れた異常陰影を診断しやすくする」などの心がけにより、確実な診断が可能になります。

　誤嚥に伴う変化部位はレントゲンだけでなく、聴診や触診でも同様のことが言えます。誤嚥性肺炎とうまくつきあっていくには、異常に早く気付いて、治療とリハビリテーションを行い、機能低下を最小限にすることが必要です。典型的な誤嚥性肺炎像ではない方を診断するには、嚥下障害の評価、咳痰等のフィジカル変化がいつ起こっているかなどの、幅広い目線での診断が必要となります。

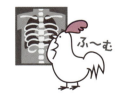

体験から

動物は窒息する？

　前著、「5分以内に助けよう！　誤嚥窒息時のアプローチ」で、私の家族のちび（パピヨン）とマル（ポメラニアン）が窒息し、救命した経験をお話ししました。人間と同様に、他の生物も誤嚥や窒息をするのでしょうか？

　成長を踏まえて考えると、発声が明瞭化するには咽頭が拡大し喉頭蓋と軟口蓋が接触しなくなることにより、呼気が口腔内を通じて排出されるようになることが必要となります。

　犬や猫など、声を発する動物には咽頭があり、誤嚥することがあります。ちなみに鳥類には気管支に近い部位に鳴管と呼ばれる発声器官があり、そこから発声するため咽頭はなく、通常は誤嚥しないとされます。横隔膜はなく前部と後部の気嚢がポンプの役割を果たし陽圧換気をします（人は横隔膜を使った陰圧呼吸ですね）。

　ところが、私が研修医時代にかわいがっていたオカメインコのたまは、餌を詰め込みすぎて、歩きながらあわだまを吐き、突然倒れて亡くなってしまいました。嘔吐に伴う窒息でしたが、かき出しきれず助けることができませんでした……。

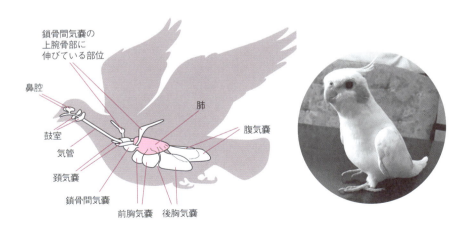

誤嚥性肺疾患の代表的 4 病態のレントゲン所見の特徴を見てみましょう！

誤嚥性肺炎
(Aspiration Pneumonia)

嚥下性肺炎は通常、誤嚥に伴う末梢気道閉塞像および二次性気道障害もしくは感染を伴い、**気管支を中心とした気管支肺炎像**を示します。早期誤嚥性肺炎の多くが肺門・心臓裏面、横隔膜上部の発生、胸水の合併により見過ごされていることも多いです。**心陰影**および**心肺境界の不明瞭化**に注目することで改善されます。

びまん性誤嚥性細気管支炎
(DAB：Diffuse Aspiration Bronchiolitis)

散布性小結節影で示され、胸部 CT 所見において**びまん性の小粒状影が細気管支領域**に一致して認められます。感染性肺炎へと移行時には**気管支肺炎像の合併**を認めます。

逆流性誤嚥性肺炎
(メンデルソン症候群：Mendelson's syndrome)

急速に回復する症例は胸部 X 線上も特に所見が少なく、細菌の重複感染を示すものは初期より**細菌感染性肺炎の広範囲発症**と同様の**大葉性肺炎像**を示します。胸部 X 線像は通常片側または両方の下葉に**浸潤影**または**肺水腫様陰影**といった**間質性肺炎像**を示します。

人工呼吸器関連肺炎
(VAP：Ventilator-Associated Pneumonia)

両側背側下肺を中心に、初期には**気管支肺炎像**、進行後は**無気肺像**を伴います。

クマ先生直伝！ レントゲンチェックポイント
① ADL の高い症例においては、下側両側肺以外の誤嚥性肺炎をきたすことも多いという認識をもって読影する
② 過去の画像との比較を行う
③ 心囊面、横隔膜囊面の異常に気づくため、側画像、シルエットサイン（肺の境界線）に注意し読影を行う

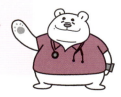

Q&A

ADLの高さで浸潤影の位置は変わるの？

　車いす移乗可能以上のADLの高い方において、上肺・中肺野異常陰影を示すものが多く、低ADLの方においては下肺に浸潤影を示すものが多く見られます。

嚥下機能の差で陰影の位置は変わるの？

　下肺野の異常陰影が多いものの、食塊の送り込み能力の低下症例に比較して、送り込み良好な症例においては上肺野に異常陰影が確認されることが多く見られます。

誤嚥しやすいのは、左右どっちの肺？

　たれこみ型の誤嚥では、解剖的な気管の角度の異なりによって垂直に近い右側に誤嚥が多いといわれます。右肺は55%、左肺は45%の換気量と体積を持ち、吸い込み型誤嚥においては換気量の大きい部分に誤嚥物が流入しやすいと考えられ、換気能の十分保たれた方においては、右上肺への誤嚥も多く確認されます。

誤嚥したものと、異常陰影の出現部位の関係は？

　異常陰影は固形物では上肺野、液状物では下肺野に多い傾向があります。誤嚥性肺炎の方において水分誤嚥時上肺に異常陰影を認める率は0%、とろみ・ゼリー誤嚥時は23%、ペースト・固形食では34%を占めます。

摂食体位と、異常陰影の出現部位の関係は？

　重力および、気管支走行形態を考慮すると、摂食体位と陰影の関連も考えられますが、誤嚥が食事時以外にもたらされていることも多く、摂食体位により明確な異常影の臨床的な傾向は確認されません。誤嚥性肺炎を伴う症例の多くは、低ADL、低栄養、高齢の3つを伴うことが多く、また、発熱がなく、呼吸器症状の不明瞭な症例も多く、進行してから診断されることが多いため、典型的とされる両側下肺背側の浸潤影が多くなってきたと思われます。

参)　井上登太, 鈴木典子：繰り返す誤嚥性肺炎症例における胸部レントゲン像とその要因. 日本呼吸ケア・リハビリテーション学会誌　17, 45-49, 2007.
参)　井上登太, 臨床における誤嚥性肺炎の画像診断, ICUとCCU vol 33. no.3,2009.

二段階造影検査

　簡便な評価が可能なため、透視装置などのない一般胸部撮影のみ可能な診療所など幅広い環境で行うことができる検査です。
　4倍程度に希釈したバリウムを含んだ食品を食べる前後で、頸部および胸部単純レントゲン撮影を行い、口腔内・咽頭の残渣量・食道の通過しやすさ・食道逆流の有無・気管侵入、誤嚥の有無とその誤嚥量を評価します。
　ただし、重度の摂食嚥下障害の方や全身状態の非常に悪い方にはリスクが高く、身体および障害状況に合わせて飲用するバリウムの粘度や量を調節する必要性があります。

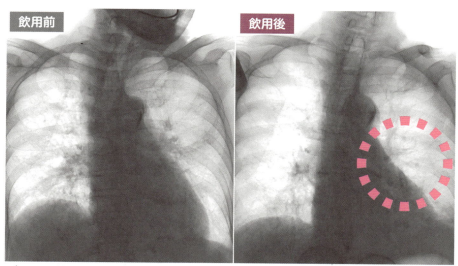

バリウム飲用前後で、左気管支にバリウムの誤嚥像が確認されますね。

VEやVFが主流ではありますが、簡便さや使用できる環境の幅広さなどを踏まえると、二段階造影検査はオススメですよ！

臨床では……

フレイルチェストの誤嚥（誤嚥物はどこに行く？）

　交通事故で左胸郭に多発骨折血気胸をきたし、意識障害を持つ患者さんの誤嚥治療を経験したことがあります。多発骨折をきたした左側の胸郭は、吸気をしようとしても胸腔内に十分な陰圧を作ることができず、左肺が縮小してしまい、おもな換気は右肺になります。衝突時の外傷により、口腔鼻腔からの血液を換気量が大きい右上肺に誤嚥をしています。ADL の高い方に多い吸い込み型の誤嚥では、換気量の多い肺野に誤嚥しやすいことがよくわかりますね。

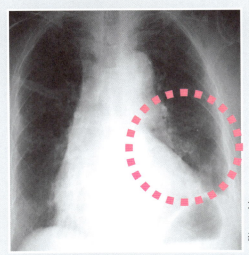

左胸郭の多発肋骨骨折と左横隔膜挙上（肺野縮小）が確認されます。

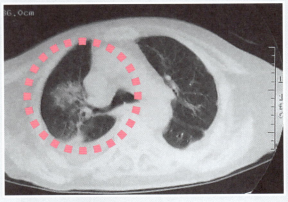

右上肺の肺門側に血液誤嚥像が確認されます。

血液成分の変化

採血検査

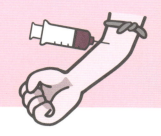

採血評価においてはおもに栄養と脱水、貧血、炎症の項目に注意していきます。

栄養

一般的には、よく知られている末梢血液中 TP 血清総タンパク（6.5～8.2g/dl）、末梢血液中アルブミン（3.8～5.3g/dl）の半減期（14～18 日）を念頭におき、栄養摂取不足が数週間継続してから低下し、改善も数週間かかることを理解する必要があります。

脱水

尿中窒素（8.0～20.0mg/dl）とクレアチニン（男性 0.65～1.09mg/dl、女性 0.46～0.82mg/dl）に注意が必要です。これらは筋肉中のタンパク質などのアミノ酸が燃焼した後に生ずる老廃物で、腎臓から尿として排出するため筋肉組織の障害や尿量の減少により上昇します。逆に、長期臥床や筋肉量の減少で低値になることも覚えておいてください。

脱水による尿量減少により、微量元素の異常もきたされます。そのうちナトリウム（Na）、カリウム（K）の異常が多くをしめ、いずれも経口摂取減少で低下、尿量減少で上昇をきたしやすく、とくに Na 異常時には ADL 低下、食欲低下を示すことが多く、K は上昇により不整脈や心臓発作の誘発に注意が必要となります。

貧血

末梢血液中ヘモグロビン Hb（11～17g/dl）に注意します。栄養障害や骨髄機能や心機能の低下による減少に特に注意が必要です。貧血時には易疲労感だけでなく、必然的にもたらされる酸素運搬能の低下による食事時の息苦しさが食事量の低下、苦痛につながる可能性があります。

炎症

正常値（施設により差があります）として
WBC（白血球数）：3300～9000/μl
CRP（C反応性タンパク）：＜ 0.4
が注目され、WBC は炎症の直後から、CRP は細菌性感染の炎症開始から 6 時間を超えてから上昇し始めます。このことにより、一般的には炎症の起点を推測することができます。また、CRP は個人差が大きく、その値のみで重症度を推測しないように気を付けなければいけません。

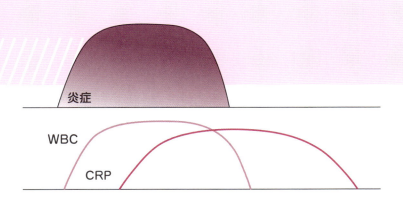

　急性期には白血球数は増加していますが、CRP はそれほど高くなく、亜急性期には白血球と CRP がともに上昇し、安定期には白血球は減少し始め CRP の高値が認められます。炎症の改善の目安としては、白血球数が正常値かつ CRP が上昇時の 1/3 まで低下することとされています。

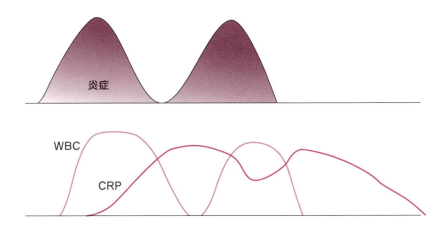

　誤嚥性肺炎が十分改善せずに再増悪したときにはいくらか判断に悩むこともありますが、発熱、呼吸数、咳痰などの状態を合わせて推測することになります。
　慢性的に継続し、高齢衰弱の極度に進んでいる嚥下障害症例においては、白血球数の上昇が確認されず血液検査をしても肺炎の診断がされないことも多く見られます。その場合は、白血球分画、特に好中球の割合に注目します。
　「白血球分画とはまた難しいことを話しているな」と思われるかもしれませんが、基本はそれほど複雑ではありません。次のページを見てみましょう！

白血球は、好塩基球、好酸球、好中球の3つから成る顆粒球と、単球、そしてリンパ球の3つからできています。それぞれ、顆粒球が50〜75%、単球が3〜6%、リンパ球が20〜40%を占めています。

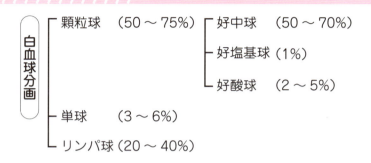

好塩基球は、ヘパリンを分泌し血液の凝固を調節し、好酸球はアレルギー反応の調節を行っています。

好中球は、生体内に侵入してきた細菌や真菌類を貪食・殺菌を行うことで感染を防ぐ役割をもち、血管壁や組織、脾臓・肝臓、末梢血内にプールされ、細菌が感染

項目	測定値	単位	測定ステータス
白血球数（WBC）	6.6	$10^3/\mu l$	
赤血球数（RBC）	3.45	$10^6/\mu l$	設定下限アンダー↓
ヘモグロビン濃度（Hgb）	11.5	g/dl	
ヘマトクリット値（Hct）	35.1	%	
血小板数（PLT）	360	$10^3/\mu l$	
血小板クリット値（Pct）	0.277	%	
平均赤血球容積（MCV）	101.5	μm^3	設定下限オーバー↑
平均赤血球ヘモグロビン量（MCH）	33.2	pg	
平均赤血球ヘモグロビン濃度（MCHC）	32.8	g/dl	
赤血球体積分布幅（RDW）	13.4	%	
平均血小板容積（MPV）	7.7	μm^3	
血小板体積分布幅（PDW）	13.3	%	
リンパ球数（LYM#）	1.7	$10^3/\mu l$	
リンパ球比率（LYM%）	25.9	%	
単核細胞（単球）数（MON#）	0.4	$10^3/\mu l$	
単核細胞（単球）比率（MON%）	5.9	%	
顆粒球数（GRA#）	4.5	$10^3/\mu l$	
顆粒球比率（GRA%）	68.2	%	

嚥下障害を持つ高齢者の平常時の末梢血液検査です。

項目	測定値	単位	測定ステータス
白血球数（WBC）	19.6	$10^3/\mu l$	設定上限オーバー↑
赤血球数（RBC）	3.41	$10^6/\mu l$	設定下限アンダー↓
ヘモグロビン濃度（Hgb）	11.5	g/dl	
ヘマトクリット値（Hct）	35.7	%	
血小板数（PLT）	144	$10^3/\mu l$	設定下限アンダー↓
血小板クリット値（Pct）	1.14	%	
平均赤血球容積（MCV）	104.7	μm^3	設定下限オーバー↑
平均赤血球ヘモグロビン量（MCH）	33.7	pg	設定下限オーバー↑
平均赤血球ヘモグロビン濃度（MCHC）	32.2	g/dl	
赤血球体積分布幅（RDW）	13.5	%	
平均血小板容積（MPV）	9.8	μm^3	
血小板体積分布幅（PDW）	15.7	%	
リンパ球数（LYM#）	1.2	$10^3/\mu l$	
リンパ球比率（LYM%）	5.9	%	
単核細胞（単球）数（MON#）	0.3	$10^3/10\mu l$	設定下限アンダー↓
単核細胞（単球）比率（MON%）	1.3	%	
顆粒球数（GRA#）	18.1	$10^3/\mu l$	設定下限オーバー↑
顆粒球比率（GRA%）	92.8	%	設定下限オーバー↑

同じ方が誤嚥性肺炎をきたした時の末梢血液検査です。白血球数も顆粒球の割合も増えているのがわかりますね。

すると、感染炎症部位に遊走し貪食・殺菌します。血液内での寿命は 10 ～ 12 時間程で、白血球の 50 ～ 70％と高い割合のため、顆粒球のほとんどは好中球で占められているといえますね。

　一方、単球は異物分解、殺菌作用とそれによって得られた免疫情報をリンパ球に伝える役割を持ち、リンパ球は、ウイルスや有害な抗原物質が侵入すると、分裂増加、抗体物質を産生し抗原物質を無害化する役割を担っています。

　本来は末梢血液像を測定して、好中球の割合を確認できるのが理想ですが、現在はほとんどの末梢血液検査機器でリンパ球 / 単球 / 顆粒球の比率（白血球分画）が測定されることや、顆粒球のほとんどをリンパ球が占めることなどから、好中球の割合を顆粒球に置き換えて判断することができます。通常の誤嚥性肺炎の場合は白血球数も増加、顆粒球も増加します。

　では、衰弱が進み、組織内や血管内にプールしているリンパ球を常時消費しており、骨髄の増殖機能も落ちている状態になってきたときはどうでしょう。

　実は、たとえ白血球数を十分増やすことができなくても、白血球たちは数を増やせないなりに細菌たちと戦おうと反応します。そのため、慢性誤嚥をきたしている方においては、白血球数は少ないものの、顆粒球の割合が明らかに平時より増加しているかを確認することで、誤嚥性肺炎の再増悪に気づくことができます。

項目	測定値	単位	測定ステータス
白血球数（WBC）	1.9	$10^3/\mu l$	設定下限アンダー↓
赤血球数（RBC）	3.00	$10^6/\mu l$	設定下限アンダー↓
ヘモグロビン濃度（Hgb）	9.1	g/dl	設定下限アンダー↓
ヘマトクリット値（Hct）	27.1	％	設定下限アンダー↓
血小板数（PLT）	113	$10^3/\mu l$	設定下限アンダー↓
血小板クリット値（Pct）	0.086	％	設定下限アンダー↓
平均赤血球容積（MCV）	90.2	μm^3	
平均赤血球ヘモグロビン量（MCH）	30.3	pg	
平均赤血球ヘモグロビン濃度（MCHC）	33.6	g/dl	
赤血球体積分布幅（RDW）	15.3	％	設定下限オーバー↑
平均血小板容積（MPV）	7.5	μm^3	
血小板体積分布幅（PDW）	14.9	％	
リンパ球数（LYM#）	0.8	$10^3/\mu l$	設定下限アンダー↓
リンパ球比率（LYM%）	41.5	％	
単核細胞（単球）数（MON#）	0.2	$10^3/\mu l$	設定下限アンダー↓
単核細胞（単球）比率（MON%）	9.7	％	
顆粒球数（GRA#）	0.9	$10^3/\mu l$	設定下限アンダー↓
顆粒球比率（GRA%）	48.8	％	設定下限オーバー↑

高齢衰弱慢性誤嚥の方の平常時の末梢血液検査です。貧血に白血球減少が確認されます。顆粒球は 48.8％ですね。

項目	測定値	単位	測定ステータス
白血球数（WBC）	2.7	$10^3/\mu l$	設定下限アンダー↓
赤血球数（RBC）	3.08	$10^6/\mu l$	設定下限アンダー↓
ヘモグロビン濃度（Hgb）	9.4	g/dl	設定下限アンダー↓
ヘマトクリット値（Hct）	28.3	％	設定下限アンダー↓
血小板数（PLT）	90	$10^3/\mu l$	設定下限アンダー↓
血小板クリット値（Pct）	0.079	％	設定下限アンダー↓
平均赤血球容積（MCV）	91.8	μm^3	
平均赤血球ヘモグロビン量（MCH）	30.6	pg	
平均赤血球ヘモグロビン濃度（MCHC）	33.3	g/dl	
赤血球体積分布幅（RDW）	15.9	％	設定下限オーバー↑
平均血小板容積（MPV）	8.7	μm^3	
血小板体積分布幅（PDW）	13.5	％	
リンパ球数（LYM#）	0.5	$10^3/\mu l$	設定下限アンダー↓
リンパ球比率（LYM%）	19.3	％	
単核細胞（単球）数（MON#）	0.1	$10^3/\mu l$	設定下限アンダー↓
単核細胞（単球）比率（MON%）	3.9	％	設定下限アンダー↓
顆粒球数（GRA#）	2.1	$10^3/\mu l$	
顆粒球比率（GRA%）	76.8	％	設定下限オーバー↑

同じ方の誤嚥性肺炎再増悪時の末梢血液検査です。白血球数は少ないながらも顆粒球は 76.8％と増加が認められますね。

誤嚥性肺炎リスク評価表
i-EALD

❖やってみて覚えよう！❖

ここまでのスクリーニング方法をふまえて、ひとつ評価表をご紹介したいと思います。この評価は本書の最後まで使うので、ばっちりおぼえてくださいね。

クマ先生お手製の誤嚥性肺炎リスク評価表（i-EALD）を使っていくんですね！

その通り！ i-EALD を用いた後は、それぞれのリスクに基づいた食事内容を決定し、期に合わせて切り替えていきます。「この期間だから食事制限」というより、「できるだけ本人の口から食べ続けてほしい」といった気持ちで取り組んでほしいと思います。

わたしも最後まで美味しくプリンが食べたいです！

おむさんのような思いを、患者さん方も持っているかもしれませんね。
　それぞれの病態はもちろんですが、患者さんが幸せな人生を全うするために、我々ができることはないか、考えていただきたいですね。

はい！

誤嚥に伴う重大事象のうちのひとつである誤嚥性肺炎に関して、私たちはリスク評価表（i-EALD）を使用し、情報の共有を行っています。
　長い経過のうちに、改定を繰り返し多くのバージョンが作られており、現在施設や在宅では 2012 年に改定された ver.3 simple type が多く活用されています。

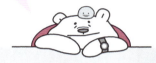

3 年毎に見直しをしています！

| 検証データ❶ |

i-EALD トータルスコアと生存率について

　実際に i-EALD の各項目は、その方の人生にどのような影響を与えているのでしょう。2014 〜 2018 年の 5 年間中、258 例（平均年齢 79.8 歳）をもとに、実際の生存期間に注目し、生存期間中央値を使って下記のような図表にしてみました。

　i-EALD 低リスク群 456 日、中リスク群 1318 日、高リスク群 1372 日と、中・高リスクはほぼ同じ中央値になりますが、対象者が高齢であることも関与していると思われます。

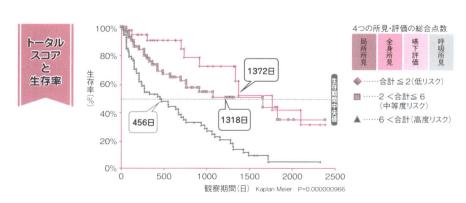

誤嚥性肺炎に対して、わたしたちは、2012年に考案したリスク評価表（ver.3）と、それに改良を加えた新たな評価表（ver.4）を現場別で活用することで、多職種との情報共有を行っています。

　ver.3は訪問などを行うケアスタッフ向けとして、口腔などの局所、栄養などの全身状態、嚥下スクリーニング検査を合計10項目で点数化し、その点数により肺炎のリスクを推定します。スタッフ間、患者さんおよび家族さんたちとのリスク共有に加え、評価間隔や受診頻度の推測にも使用します。

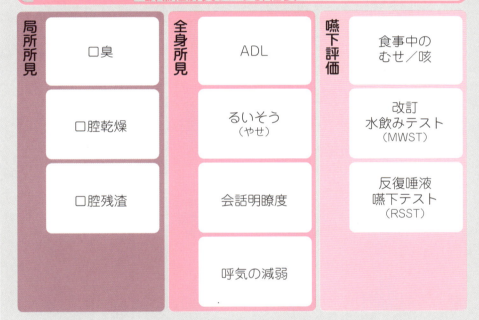

低リスク：合計 ≦ 2
　　年間平均 0.5 回以下の肺炎罹患リスク
　　　→ 半年〜1 年ごとの評価が適当
中等度リスク：2 ＜ 合計 ≦ 6
　　年間 1 回程度の肺炎罹患リスク
　　　→ 3 ヵ月〜4 ヵ月ごとの評価が適当
高度リスク：6 ＜ 合計
　　年間複数回、もしくは 3 ヵ月以内の肺炎罹患リスク
　　　→ 1 ヵ月〜2 ヵ月ごとの評価が必要

i-EALD ver3 simple type 2012

F(focus) 局所所見

口腔内唾液量
- Grade0 潤っている
- Grade1 唾液が泡立っている
- Grade2 唾液が粘稠である
- Grade3 表面が乾燥している
- ➡Grade1 以上で異常(1点)

口腔残渣
- Grade0 残渣なし
- Grade1 一部に少量残渣あり
- Grade2 片側に残渣あり
- Grade3 両側に残渣あり
- ➡Grade3 以上で異常(1点)

臭
- Grade0 におわない
- Grade1 口より15cmでにおいを感じる
- Grade2 口より30cmでにおいを感じる
- Grade3 口より30cmで顔をそむける
- ➡Grade1 以上で異常(1点)

(参考)口腔内pH
- 中性 pH ≧ 5.0(0点)
- 酸性 pH < 5.0(1点)
- ➡酸性は注意

G(general) 全身所見

会話明瞭度
- Grade1 よくわかる
- Grade2 時々わからない語がある程度
- Grade3 聞き手が話題を知っているとどうやらわかる程度
- Grade4 時々わかる語があるという程度
- Grade5 全く了解不能
- ➡Grade3以上で異常(1点)

栄養状態
- Grade1 BMI≧19(0点)
- Grade2 BMI<19(1点)
- ➡Grade2 以上で異常(1点)

ADL
- Grade1 食事時間をとおして座位可能(0点)
- Grade2 座位不可能(1点)
- ➡Grade2 以上で異常(1点)

最大呼気流速
- Grade1 口から40cm明確に努力性呼気を感じる(0点)
- Grade2 感じない(1点)
- ➡Grade2 以上で異常(1点)

BMI(栄養指標)と誤嚥性肺炎
BMI=体重(kg)÷(身長(m))^2
- Grade1 19.0以上(0点)
- Grade2 19.0未満(1点)

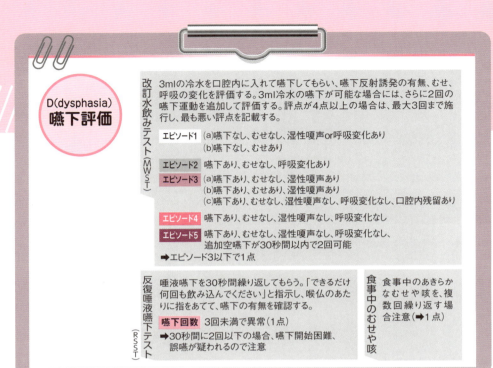

各項目を見ると、スクリーニング検査で異常項目があっても肺炎をきたさない方も多く、口腔および全身状態が嚥下のスクリーニング検査結果以上に肺炎の発生に関係することがわかります。肺炎発生頻度に比例して、局所所見、全身所見、嚥下評価のいずれも点数の上昇が確認されます。しかし、各項目、とくに嚥下評価において陽性項目があるにもかかわらず肺炎を呈さない方も確認されます。

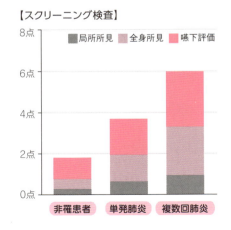

【感度と特異度】 単位（％）

	年1回発熱		年複数回発熱	
	感度	特異度	感度	特異度
pH	80.0	55.7	44.0	82.8
口臭	86.4	55.3	45.5	80.9
口腔乾燥	79.2	55.3	50.0	82.3
ADL	88.6	62.1	57.1	87.9
会話明瞭度	91.3	68.0	56.5	91.1
BMI	76.7	65.1	37.2	89.6
呼気力	81.8	63.0	45.5	87.4
MWST	73.3	71.4	40.7	97.1
RSST	83.3	64.6	52.1	91.2
CCA	63.6	86.4	31.4	100.0
Low risk	70.2	75.7	39.4	100.0
High risk	94.7	63.6	60.5	89.9

感度………陽性と正しく判定する割合
特異度……陰性のものを陰性と正しく判定する割合

前頁の評価表（ver.3）に改良を加えた（ver.4）は、医療スタッフ向けとして、これまでの局所所見、全身所見、嚥下スクリーニング検査に加えて、呼吸状態を独立した因子として、4グループ合計12項目を評価します。

　そして、リスク評価の対象として誤嚥性肺炎のみならず、窒息と生存率を加えました。

　各項目の結果を見ても、窒息および死亡率に関しては嚥下スクリーニング検査以上に口腔、全身、呼吸状態が高いかかわりあいを持つことがわかります。

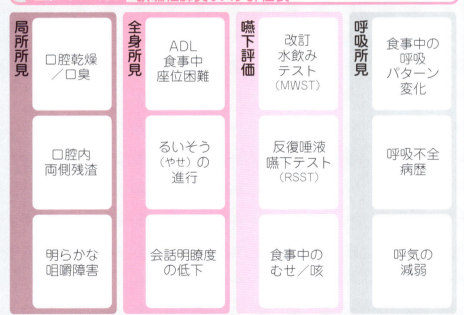

低リスク：合計≦2
　年間平均0.5回以下の肺炎罹患リスク
　→半年～1年ごとの評価が適当
中等度リスク：2＜合計≦6
　年間1回程度の肺炎罹患リスク
　→3ヵ月～4ヵ月ごとの評価が適当
高度リスク：6＜合計
　年間複数回、もしくは3ヵ月以内の肺炎罹患リスク
　→1ヵ月～2ヵ月ごとの評価が必要

> 肺炎のリスクの基本に関しては同じです。窒息、生存率に関しては明確な関連数値を現在集積中です。現段階では「あくまでも高い値が高リスクである」という判断基準として使用しています。

i-EALD ver4 simple type 2017

F(focus) 局所所見

口腔内唾液量
- Grade0　潤っている
- Grade1　唾液が泡立っている
- Grade2　唾液が粘稠である
- Grade3　表面が乾燥している
- ➡Grade1 以上で異常（1点）

口腔残渣
- Grade0　残渣なし
- Grade1　一部に少量残渣あり
- Grade2　片側に残渣あり
- Grade3　両側に残渣あり
- ➡Grade3 以上で異常（1点）

口臭
- Grade0　におわない
- Grade1　口より15cmでにおいを感じる
- Grade2　口より30cmでにおいを感じる
- Grade3　口より30cmで顔をそむける
- ➡Grade1 以上で異常（1点）

（参考）口腔内pH
- 中性　pH ≧ 5.0（0点）
- 酸性　pH < 5.0（1点）
- 感度　80.0%
- 特異度　65.5%
- ➡酸性は注意

G(general) 全身所見

会話明瞭度
- Grade1　よくわかる
- Grade2　時々わからない語がある程度
- Grade3　聞き手が話題を知っているとどうやらわかる程度
- Grade4　時々わかる語があるという程度
- Grade5　全く了解不能
- ➡Grade3 以上で異常（1点）

栄養状態
- Grade1　BMI≧19（0点）
- Grade2　BMI<19（1点）
- ➡Grade2 以上で異常（1点）

ADL
- Grade1　食事時間をとおして活動性自力座位可能（0点）
- Grade2　座位不可能（1点）
- ➡Grade2 以上で異常（1点）

BMI（栄養指標）と誤嚥性肺炎

BMI=体重（kg）÷（身長（m））^{2}

- Grade1　19.0以上（0点）
- Grade2　19.0未満（1点）

D(dysphasia) 嚥下評価

改訂水飲みテスト（MWST）

3mlの冷水を口腔内に入れて嚥下してもらい、嚥下反射誘発の有無、むせ、呼吸の変化を評価する。3ml冷水の嚥下が可能な場合には、更に2回の嚥下運動を追加して評価する。評点が4点以上の場合は、最大3回まで施行し、最も悪い評点を記載する。

- エピソード1 (a)嚥下なし、むせなし、湿性嗄声or呼吸変化あり
  (b)嚥下なし、むせあり
- エピソード2 嚥下あり、むせなし、呼吸変化あり
- エピソード3 (a)嚥下あり、むせあり、湿性嗄声あり
  (b)嚥下あり、むせあり、湿性嗄声あり
  (c)嚥下あり、むせなし、湿性嗄声なし、呼吸変化なし、口腔内残留あり
- エピソード4 嚥下あり、むせなし、湿性嗄声なし、呼吸変化なし
- エピソード5 嚥下あり、むせなし、湿性嗄声なし、呼吸変化なし、追加空嚥下が30秒間以内で2回可能

➡ エピソード3以下で1点

反復唾液嚥下テスト（RSST）

唾液嚥下を30秒間繰り返してもらう。「できるだけ何回も飲み込んでください」と指示し、喉仏のあたりに指をあてて、嚥下の有無を確認する。

- 嚥下回数 3回未満で異常（➡1点）
- ➡ 30秒間に2回以下の場合、嚥下開始困難、誤嚥が疑われるので注意

食事中のむせや咳

食事中のあきらかなむせや咳を、複数回繰り返す場合注意（➡1点）

呼吸所見

呼吸パターンの確認

食事中の明らかな呼吸パターンの変化は、経時的モニタリングで確認する。
もしくは、食事前後で
- 呼吸回数の変化（30％以上の呼吸回数の増加）
- 呼吸の深さ、不安定さ

を確認する（した場合 ➡1点）

呼吸器疾患の既往

出生から現在に至るまで、患者の健康状態（家族歴や生活歴）や罹患した疾患（内服薬）およびその経過について確認する。

最大呼気流速

- Grade1 口から40cm明確に努力性呼気を感じる（0点）
- Grade2 感じない（1点）

➡ Grade2 以上で異常（1点）

i-EALD ver.4での窒息・肺炎・転機	窒息	誤嚥性肺炎	転機（生存率）
局所所見	0.47	0.44	0.45
全身所見	0.38	0.41	0.38
嚥下所見	0.31	0.37	0.21
呼吸所見	0.39	0.46	0.38
合計スコア	0.49	0.52	0.45

（相関係数）

i-EALD ver.4 において特記すべき事象として、消化管運動不全、胃食道逆流、頸椎変形があります。後述しますが、低リスク症例においても誤嚥性肺炎をくり返すことの多い病態です。

体験から

<u>ジジババちゃんと共に！</u>

　毎月一度、私たちはボランティア遠足を行っています。クリニックの車両リフトカー4台を含む物品を無料で貸し出し、スタッフを中心に内外にボランティアを募りお出かけします。多い時には40名ほどになりますが、かれこれ10年、100回以上続けています。

　人工呼吸器や酸素吸入、車いすの方たちと共に出かけて遊び、食事をしてきます。経管栄養の方も嚥下食の方も一緒に行きます。

　現地の食堂で好きなものを頼み、嚥下食や経管栄養の方は私の前に持ってきます。私の前にはアミラーゼ製剤や増粘剤、たくさんのミキサーと調理道具。届いたものを素人ながらミキサーを活用して二次調理し、食べていただきます。経管栄養の方にも、専門職がサポートしながら少しでも楽しんでもらいます。もちろんお店の許可も取り、帰る時には来た時よりもきれいに片づけ、掃除をしてから帰ります。

　車いすだから、見た目が元気な方と違うから、機械や管や酸素がついているから、食べ方がきれいではないから……いろいろな理由で外出することをあきらめる方がたくさんいます。「人に迷惑をかけるくらいなら出かけない」というジジババちゃんもいます。ボランティアではプライベートな関係として、ともに楽しめます。見た目が違ってもたくさんの仲間と外出し続けることで自信を持ち、社会的になります。外出し続けることによりお店も地域も変わってきます。特別な目で見られることも少なくなり、自然な風景の一部となってきます。

　たとえば老舗のうなぎ屋を車いすで占拠したり（うなぎは細かく骨をカットすると、意外と嚥下しやすい）、祭りを車いすを連ねて練り歩いたり（たい焼きの中身やたこ焼きのトロっとしたところや綿菓子など、そのまま食べれるものも実はいっぱいあるんです！）楽しんで珍道中しています。

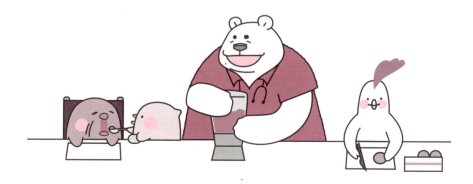

III

[実践編] 包括的呼吸嚥下リハビリテーション

私たちは包括的呼吸嚥下リハビリテーションを推奨しています。

包括的呼吸嚥下リハビリテーションにおける4療法、すなわち、栄養療法、生活指導、運動療法、薬剤療法に加え、食事環境調整と摂食嚥下リハビリテーション、予防啓発、ターミナルケアを加えた8療法から包括的呼吸嚥下リハビリテーションは成り立ちます。

その内容は、地域啓発から早期診断、終末期対応にいたるまで、多職種の医療関係者や患者さん、および家族のみならず地域住民に対する栄養・薬剤・運動・生活指導、地域啓発を含む包括的なアプローチです。各項目は独立し相加効果をもち、嚥下障害に対して局所的なアプローチだけでなく、さまざまなアプローチを合わせ施行することで治療効果を改善することが可能となります。

各療法を具体的に述べてゆきましょう。

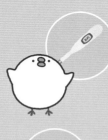
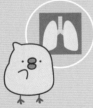
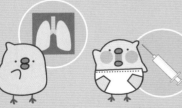

一次予防（健康維持・増進）①予防啓発

予防・啓蒙をはじめよう！

❖ 包括的呼吸嚥下リハビリテーション ❖

多職種連携って、実際何をしたらいいのかよくわからないんです……。

「わからない」という気持ちはとっても大事ですよ！
　医療の高度化や複雑化、地域包括ケアといった変化により、いろいろな職種の方と接する機会が増えたと思います。多職種で医療やケアなどを行っていく場合、価値観などの違いが出ないよう「患者さん（家族）」の目標のために、それぞれの専門性を発揮していくことが大切です。

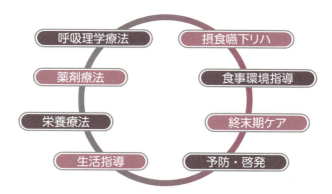

「包括的呼吸嚥下リハビリテーション」はその手段の一つで、専門職らと患者さん本人や家族を含め、互いに対等な立場をもって「患者さんの幸せな人生に寄り添うための連携をしていこう」という気持ちで意見交換をし、日々取り組んでいます。

ぴよ！　それぞれの得意分野を活かしてかかわりあうって、なんだかかっこいいです〜！！

私たちはスタッフ全体でメール、オープンカルテなどを通じて情報を共有するほか、毎週症例検討とは別に医療介護に携わる全職種が集まり「全体会議」と称して話し合いを行っています。医師、看護師、リハビリ職種、介護士や看護補助、医療事務やケアマネだけでなく、栄養士や調理師、事務職も含めたすべてのスタッフです。同じ方に対して、多くの目で何ができるのかを考えます。その手段の一つとして、下記のような包括的呼吸嚥下リハビリテーションの各項目を使用しています。

　軽症（一次予防）の段階で早期診断、病状理解、生活指導を行い、指導のコンプライアンスを改善するためには、地域啓蒙が必要です。

　介護予防を踏まえた対応としての包括的呼吸嚥下リハビリテーション全8療法の早期から終末期までの連綿とした対応を示します。

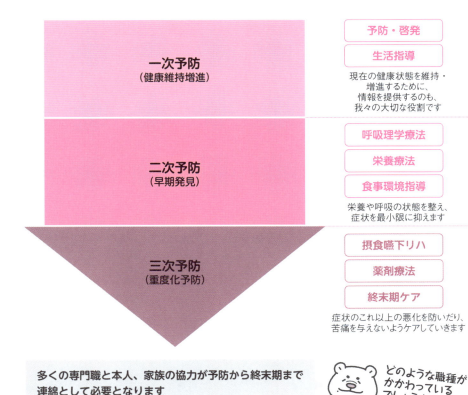

一次予防（健康維持・増進）②生活指導

生活指導について

私たちは生活指導として、

○本人および周囲（介護者や関係医療介護福祉職）に対する、現状の説明
　と理解を進める
○自己および周囲の協力で可能な一般的口腔ケア
○ワクチン療法
○毎日の体温測定（できれば朝夕）、食事状態（かかる時間、疲労感、摂食量）
　の記録指導
○医療機関への報告、相談、受診時の基準の明示

を行っています。

　二次性の活動性低下にともなった身体機能低下により、患者さんは誤嚥をきたす
場合が多く、感冒等の感染リスク、転倒骨折等の全身の筋力・呼気力に関与する偶
発的リスク、鬱や不安、認知症による精神的な活動性低下のリスクにも対応し、ワ
クチンや手洗い、清潔維持などの感染予防や転倒予防などの嚥下障害の増悪因子を
改善するための指導に加え、患者さんおよびご家族のモチベーションと環境の維持
を考えなければいけません。

　具体的には、毎日の発熱（朝、夕）と咳の多い時間帯、吸引の必要な方は毎日の
吸引回数、息苦しさの強さの変化、食事時のむせ・せき込みの有無、食事量の変化
を確認してもらいます。簡便な嚥下障害の方における受診の基準を伝え、本人や
ご家族が行うことで誤嚥性肺炎の発生を防ぎ早期発見ができることを自覚しても
らうことも必要です。

　病態や、患者さんとご家族の希望も含めて医療機関への受診、搬送の基準を決め
ておくことも必要です。患者さんとご家族に「役割」をもってもらい、一緒に嚥下
障害に立ち向かっているという経験をさせることで、重症化してきた際に双方が
仲間意識をもって対応ができ、また互いの満足度も高くなります。「任せておけば
大丈夫」ではなく、自分たちも一緒にかかわっていける実感が大切です。

患者さんの生活のチェックをしてみよう！

（発熱について）
□発熱があった（朝）　　　　　　　　　　　　　＿＿＿＿度
□発熱があった（夕方）　　　　　　　　　　　　＿＿＿＿度

（咳・吸引について）
□咳が目立った時間帯は　　　　　　　　　　　　＿＿＿＿
□吸引回数は　　　　　　　　　　　　　　　　　＿＿＿＿回
　息苦しさに変化はありましたか　　　　　　　Yes ・ No

（食事について）
□食事の際むせたり、咳き込んだりしましたか　Yes ・ No
□食事量に変化はありましたか　　　　　　　　増 ・ 減

医療機関搬送の基準（私たちが一般的に指導している基本内容です）

○平時より誤嚥が確認されている方の 38.5 度以上の発熱
○平時より誤嚥が確認されている方の 37 度以上の発熱と悪寒
○ 37 度以上の発熱と気管内吸引にて明らかな食事内容が確認
○ 37 度以上の発熱と咳嗽にて明らかな食事内容の喀出の継続を確認
○嘔吐後に 37 度以上の発熱、速く浅い呼吸
○日常と比較した明らかな意識低下
○低酸素血症の出現　$SpO_2 < 90\%$

（参考所見）
○通常より明らかな食事量の減少の継続
○通常より明らかに速く浅い呼吸（1 分間 20 回以上）の継続
○いつもより低い SpO_2（3％以上の低下）

臨床では……

難治性気管支喘息やアレルギーと見過ごされる誤嚥性肺炎

　私の外来で 2 年間に治療抵抗性気管支喘息として紹介されてきた 95 症例の
うち、12 名（12.6%）がびまん性誤嚥性細気管支炎の方の誤嚥性肺疾患でした。
気管支拡張剤や吸入ステロイドを含む治療の反応が乏しく、外来中に経口摂取
をしていただき、その前後に胸部および頚部聴診をすることで、食事時の誤嚥
の確認とそれに伴う肺音異常の出現と症状の増悪を確認しました。それまで多
量のステロイド投与などを繰り返されていた方が、増粘剤の処方や、呼気訓練
と息こらえ嚥下などの指導により改善してゆきました。

　実際に気管支喘息と嚥下障害が合併している方も多いためややこしくなりま
すが、喘息の発作がどの時間にどこで起きやすいかに注意して話を聞けば気づ
くことができます。

　逆に、むせ、咳が継続する難治性の嚥下障害として訓練食少量と点滴の状態
で紹介されてきた方を診察したところ、慢性気管支炎に伴う咳嗽であり、気管
支炎治療をすることで咳もなくなりほぼ全量食事摂取ができました。

　いずれの場合も　むせ・咳がある→誤嚥する→食事をするのは危険！　と
なっていましたが、むせ、咳がいつどこで起きているか注意して話を聞けば、
気管支喘息やアレルギーとして見過ごされることなく、誤嚥性肺炎と向き合う
ためのヒントがつかめます。

| 検証データ❷ |

全身状態と嚥下障害症例の生存期間

全身状態の各所見との差はいずれも優位に差が確認されます。

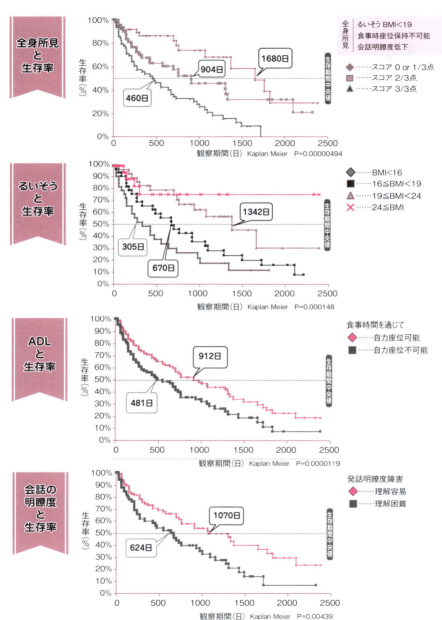

二次予防（早期発見）①呼吸理学療法

呼吸リハビリテーション
（呼吸介助）

　呼吸リハビリテーションの目的として、排痰促進、呼吸能力の増強がありますが、大きなものとして呼吸苦の改善があります。

■ 座位下部胸郭呼吸介助法

楽な座位姿勢をとってもらい、開口しゆっくりと大きく口呼吸をしてもらいます。背中から抱え込むように座り、両手を腋窩中線上、第8、9肋骨上におき、胸郭を把持します。呼気後半〜終末にかけて、両手を患者さんのへそに向け絞り込むように、テンポよく圧迫しましょう。呼吸苦が強い場合や起座呼吸の場合は、軽い前傾姿勢も効果的です。

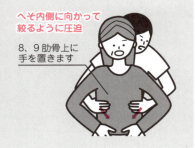

■ 臥位下部胸郭呼吸介助法

楽な仰臥位姿勢をとってもらい、開口しゆっくり口呼吸をしてもらいます。患者さんの右側から、右膝が患者さんの右側腹に当たるように片膝立ちになり、両手を腋窩中線上、第8、9肋骨上におき、胸郭を把持します（両肘は脇から離す）。呼気後半〜終末にかけ、両手を患者さんのへそに向け絞り込むようにテンポよく圧迫しましょう。

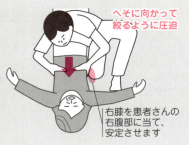

■ 臥位上部胸郭呼吸介助法

仰臥位姿勢をとってもらい、開口しゆっくりと口呼吸をしてもらいます。患者さんの右側から、右膝が患者さんの右側腹に当たるように片膝立ちになり、両手を鎖骨に触れないように上胸部に当て、胸郭を把持します（両肘は軽く曲げましょう）。呼気後半〜終末にかけて、両手を足方に向け引っ張るようにテンポよく圧迫しましょう。

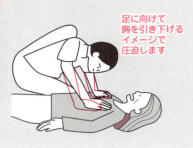

参）井上登太：5分以内で助けよう！誤嚥窒息時のアプローチ, 2017.

呼吸リハビリテーションで、初期、中期、後期と指導を続けてゆくと、お互いの信頼関係だけでなく、自分の呼吸方法やトレーニングにより症状を改善できることを自覚し、自信をつけてもらうことができます。また、かかわりあう私たちへも「苦痛をとってくれるパートナー」との強い信頼関係を形作ります。早期より呼吸リハビリテーションでかかわりあってきた方々の多くは、終末期においても信頼関係と、自身の努力への満足感が強く、肉体的・精神的苦痛が軽い傾向がみられます。

食事と呼吸の密接なかかわりについて前述しましたが、呼吸に対するアプローチをすることで、食事を安心して苦痛なく摂取することが可能となります。

■ 側臥位呼吸介助変法

右側臥位にし、下肢は屈曲位とし腹圧をあげます（ゆっくり大きく呼吸をしてもらいます）。患者さんの腹側に膝立ちの態勢をとり、左手指を軽く開き、左肩を包むようにします。右手指は軽く開いて右腋下中線上の第8、9肋骨上におき、胸郭を把持し、右手を患者さんのへそに向け絞るように胸郭を圧迫しましょう。左手は患者さんの呼吸に合わせ、左肩を足方へ軽く引き下げます（呼吸介助の主体は右手）。

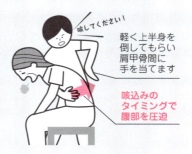

■ 座位咳介助法

軽く前傾した座位をとってもらい、患者さんの右側より、右肩が自分に触れるくらい接して立ちます。左手は軽く開き、患者さんの肩甲骨間に当て胸郭を背側から支えます。右手は指をそろえて、みぞおちに置きましょう。患者さんに咳を促し、咳込むとき、腹筋の緊張を感じる時に軽く右手指で腹部を圧迫しましょう。

■ 側臥位咳介助法

左側臥位をとってもらい、患者さんの背側より右足が腰部に接するようにします。左手は軽く開き、肩甲骨間や左肩甲に当てて胸郭を背側から支えます。右手は指をそろえて、みぞおちに置きましょう。

患者さんに咳を促し、患者さんが咳込むとき、腹筋の緊張を感じる時に軽く右手指で腹部を圧迫しましょう。

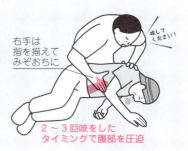

参）井上登太：5分以内で助けよう！ 誤嚥窒息時のアプローチ, 2017.

呼気訓練

呼気訓練に関しては、口をすぼめて息を吐く、口すぼめ呼吸を行います。目標としては口から40cmほど前に手をかざし、はっきりと息を感じることができるようにしっかりと呼気を吐くことですが、困難な時は短い距離から開始し、3秒間（できれば8秒間）吐き続けることを目標としましょう。

器具としては、ふきながしやブローイングのほかに、アカペラやスレッショルド、ブリーズヘラーのような専門機器があります。数値を示すことのできる専門機器でのトレーニングは、数値を示さないものと比較して、明らかに良い効果を示すほか、数値の低下などで病態の進行や肺炎などの合併に気づくこともよくあります。

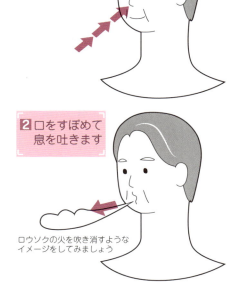

1 鼻から息を吸います

2 口をすぼめて息を吐きます

ロウソクの火を吹き消すようなイメージをしてみましょう

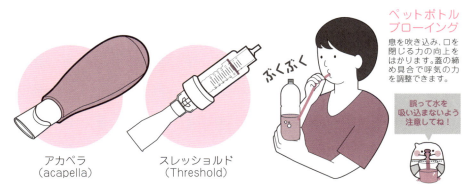

アカペラ（acapella）

スレッショルド（Threshold）

ペットボトルブローイング

息を吹き込み、口を閉じる力の向上をはかります。蓋の締め具合で呼気の力を調整できます。

誤って水を吸い込まないよう注意してね！

外科的治療について

　本来外科的治療は、心理療法と共に独立した一療法として包括的呼吸嚥下リハビリテーションに含まれるものと考えられ、今後の課題としています。呼吸リハビリテーションにおいても、慢性閉塞性肺疾患（COPD）に対する肺容量減量手術（LVRS）や気管支鏡下肺容量減量手術（BLVR）などの機能不全になった部分を切除し、残存肺の拡張性を改善しやすくする外科療法があります。

　嚥下機能改善手術として咽頭形成術・喉頭挙上術・喉頭形成術、誤嚥防止手術として声門閉鎖術・気管食道吻合術・気管食道分離術・喉頭全摘術があり、予後改善が明確に期待できる場合の有効な選択肢となりつつあります。

　おもな嚥下障害に対する外科的手術を表に示します。

嚥下機能改善	口角挙上術	口の両端を上方につりあげ、唾液が漏れ出るのを改善
	鼓索神経切断術	唾液腺分泌に関わる鼓索神経を切断し、唾液量を減量
	唾液腺切除術	唾液腺を切除し、唾液量を減量
	舌小帯延長術	舌小帯の長さに問題がある状態の改善
	舌接触補助床（PAP）	切除や運動障害を原因とした著しい舌の機能障害により、舌と硬・軟口蓋の摂食が得られない患者さんに対して用いる口腔内装置
	喉頭挙上術	喉頭を下顎骨または舌骨まで引っ張りあげて固定し、喉頭の動きを改善する
	舌骨下筋群切除術	喉頭を下に引っ張る舌骨筋群を切断し、喉頭の動きを改善する
	輪状咽頭筋切断術	咽頭を締める輪状咽頭筋を切断し、咽頭部の通過を改善する
	咽頭弁形成術	口と鼻の間を閉じる弁を作り、嚥下圧を改善する
	咽頭縫縮術	咽頭腔を縫縮し、嚥下圧を改善する
誤嚥防止	声帯正中固定術	声帯を閉鎖することにより、気道への誤嚥を防ぐ（気管切開併用）
	声門閉鎖術	声門を閉鎖することにより、気道への誤嚥を防ぐ（気管切開併用）
	喉頭気管分離術	気管と喉頭を分断することにより、気道への誤嚥を防ぐ（気管切開併用）
	喉頭摘出術	喉頭を摘出し、気管と喉頭を分断することにより、気道への誤嚥を防ぐ（気管切開併用）

| 検証データ❸ |

呼吸機能と嚥下障害症例の生存期間

呼吸機能においては、食事時の主観的呼吸パターン変化と呼気力は、明らかな生存中央値の差を有し、呼吸器疾患の既往においては、誤嚥性肺炎の発生率には高い関連を示すものの、生存期間の有意差は認められません。

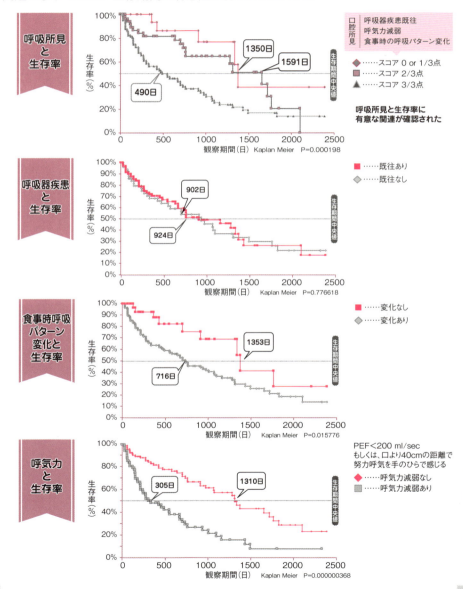

二次予防（早期発見）②栄養療法

栄養療法

❖食べるペースも意識しよう❖

ここのところデスクワークが中心になっていて、運動らしい運動はしていない気がします。食欲が落ちてしまったのか、体重もちょっぴり減ってしまいました。

体重や筋肉が減ってしまうと、身体レベルも一緒に下がっていきます。栄養が摂れていないと、体を維持するためのエネルギーも足りなくなってしまい、疲れやすくなる負のループが始まってしまいますよ。栄養障害にもなりやすいので、ちょっとずつでも、何か食べてくださいね。

わかりました！　あれ、もしかして、食べるペースと一緒で、食べさせるペースも、人それぞれなんでしょうか？

そのとおり。たとえば、しっかりお腹が空いている人と、疲れて食欲がない人では、食べるペースが変わってきますよね。姿勢や体力、食べられる量など、その人に合わせて楽しく、食べやすく食べてもらえるようにしましょうね。

はーい！　自分も、患者さんも、楽しく美味しく！

栄養療法において特に大切なのは、以下の項目です。
○必要栄養量の推測評価　　○栄養状態の継続評価と指導内容変更
○栄養投与方法の変更　　　○不足栄養補助方法の選択
○個人の人生嗜好に合わせた食事内容の選択

生活に必要な エネルギー量について

　各々の栄養状態により、活動性レベルにも限界があります。栄養状態の評価なしに機能改善を目指すことは困難です。まずは BMI 指数を活用し、患者さんの現体重がどの段階であるかを考え、計算してみましょう。

標準体重（適正体重）に対する体重の変化による病態の変化

-15%	-20%	-30%	-35%	-40%	-45%	-50%
体の抵抗力が落ちてくる	肺炎にかかりやすくなる	歩けなくなる	いつも熱が出るようになる	寝たきりになる	床ずれ（褥瘡）ができてくる	命が危ない!

[ごく基本的な必要エネルギー量の求め方]
○適正体重：身長 $(m)^2 \times 22$ （kg）
○ BMI：体重 （kg） $\div$ 身長 $(m)^2$
○適正運動係数　・歩行可能＝$\times 1.3$
　　　　　　　　・歩行不可能＝$\times 1.2$
　　　　　　　　・適正ストレス係数病気なし＝$\times 1.0$
　　　　　　　　・病気あり＝$\times 1.2$ 以上
○適正摂取水分量：安静時エネルギー消費量 ＝ 摂取エネルギー量 （ml）
○エネルギー消費量（REE：Resting Energy Expenditure）
　[男性] $14.1 \times$ 体重(kg) $+ 620$　　[女性] $10.8 \times$ 体重(kg) $+ 620$

　以前は、高齢者はやせ形の体形が成人病になりにくく介護もしやすいといった間違った認識が認められましたが、適切な栄養摂取は体力・免疫維持・身体機能改善のためにも必須です。

　右の表をみると、高齢者の基礎代謝量（生命維持のために消費する必要最小限のエネルギー）＝栄養必要量が多く、10 代の少年とほとんど変わりがないことがわかります。

基礎代謝量（kcal）	年齢（歳）	男	女
	1～2	730	660
	3～5	920	840
	6～7	1020	910
	8～9	1140	1040
	10～11	1330	1240
	12～14	1550	1350
	15～17	1570	1270
	18～19	1520	1180
	30～49	1520	1140
	50～69	1380	1100
	70～	1230	1030

サルコペニア、フレイル、ロコモティブ・シンドローム

　誤嚥性肺炎にかかわる栄養障害の状態として、サルコペニアがあります。またその前段階ともいえる筋力低下を示すロコモ（ロコモティブ・シンドローム）、心身虚弱・生活機能低下を示すフレイルがあります。

　サルコペニアは、ギリシャ語の筋肉（サルコ）＋喪失（ペニア）を組み合わせた言葉で、筋肉量が減少、筋力や身体機能が低下している状態です。

　加齢以外に原因が明らかではない一次性サルコペニアと、加齢以外に原因が明らかな二次性サルコペニアがあります。二次性サルコペニアには活動、疾患、栄養に関連するものがあり、原疾患の治療と合わせた運動療法および栄養療法が必要とされます。

ロコモティブシンドローム

運動器症候群とも。「片足で靴下がはけない」「階段を上るのに手すりが必要」「2kg 程度の買い物をして持ち帰るのが困難」など、移動に関連する 7 項目でチェックを行い、予防・対策を行います。

サルコペニア

筋力（握力や歩行速度）、筋肉量を測定し診断します。運動療法や栄養療法などの対策をとりましょう。

フレイル

筋力に加えて、体重や生活活動量、疲労度などを包括的にチェックし、介入や支援によって生活機能を維持します。

Ⅲ ［実践編］ 包括的呼吸嚥下リハビリテーション

改善に向けてできること

運動療法

レジスタンストレーニング
　スクワットやダンベル体操など、筋に負荷をかけたトレーニング（筋力トレーニング）。レジスタンス運動後1〜2時間後にタンパク質合成速度が増加、運動負荷量に比例しタンパク質合成速度は増加する。

有酸素運動
　長期的な有酸素性運動により最大酸素摂取量、インスリン感受性改善効果、筋タンパク質の合成速度の上昇が認められます。

※有酸素性運動のみでは加齢による筋量減少を防ぐことはできません。運動処方はレジスタンストレーニングと、有酸素性運動の複合的運動が効果的です。

栄養療法

　高齢者の場合は、毎食良質なタンパク質を25〜30g摂取することが望ましいです（摂れば摂るだけ良いというわけではありません）。過度なタンパク質摂取は腎障害のリスクを高めます。

低栄養状態での運動は逆効果なので注意！

チームで栄養をサポート！　NSTについて

　NST（Nutrition Support Team）は、1973年にTPN（Total Parenteral Nutrition：中心静脈栄養）の発達に対応するために米国で始まった取り組みで、患者さん一人ひとりに最適な栄養療法を提供するために、多職種で構成された医療チームのことです。日本では他国と異なり、経管、経口栄養の管理も含めたPPM（Potluck Party method：持ち寄りパーティ式）を使用することで、1998年より東口高志先生らによって広められました。NSTは回診・検討会・栄養管理コンサルテーションより成り立ち、1つの施設内だけではなく、地域全体を含めた啓発指導を行うようになっています。

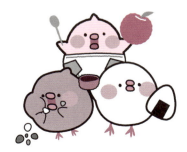

代償栄養

PEG (Percutaneous Endoscopic Gastrostomy：胃ろう)

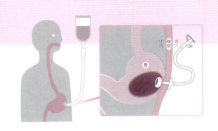

　腸管を用いた栄養付加にて全身状態が保ちやすく、服の下に隠れ見た目もよく、管理が簡便です。デメリットとしていくつかの問題点がありますが、注意を払うことにより改善が可能です。造設後、交換時、数ヵ月ごとに胃カメラの挿入が必要になることもありますが、細径内視鏡での経胃ろうカテーテル内視鏡による確認や、送気音・胃内容物の逆流の確認、色素液注入による確認（スカイブルー法）など在宅をはじめとしたベッドサイドで可能な交換確認方法があります。

　消化管の運動制限を造設直後よりきたすこともあり、それにより消化管逆流による逆流性誤嚥をきたすこともあるため、腹満には注意をし、確認されるものには消化管運動促進剤の投与、食後座位時間の延長、適度な体幹筋のマッサージ・トレーニングが必要になります。逆流防止には注入栄養剤にとろみをつけるボーラス法も有効ではありますが、中には胃内滞在時間の延長をきたすこともあり評価が必要です。また胃内滞在時間の延長により後腹壁に存在する神経叢へ刺激をもたらし、嘔吐、しゃっくりなどの症状を招くこともあります。適切な知識と技術に基づいた胃ろうケアは、嚥下障害の方が食事を経口より摂る力強い味方となります。

参）西山順博, 看護の現場ですぐに役立つ胃ろうケアのキホン, 秀和システム, 2018

NGチューブ (nasogastric tube：経鼻胃管挿入)

　NGチューブは、文字通り経鼻から先端を胃に留置するチューブのことです。簡単に設置できることや、腸管を用いた栄養付加にて全身状態が保ちやすいものの、患者さんによる自己抜管などの問題から抑制につながることもあります。構造上、鼻腔から胃部までの牽引をきたすため逆流性誤嚥の誘発、嚥下動作の抑制が必発となるため、できるだけ細いチューブを選んだり、咽頭で交差していないか注意が必要です。挿入後に声質が変化したり、ゼロゼロした泡立ち声がある時はチューブによる喉頭蓋圧迫の可能性があるので、再挿入が望ましいです。

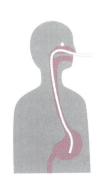

＊＊NGチューブ使用における注意＊＊
気道迷入による重症肺炎・窒息が散見されています。
　◎挿入時には発声を行うこと
　◎抵抗のある時に無理な挿入は避けること（粘膜が傷ついてしまいます）
　◎咽頭と食道が一直線となるように、半座位および座位の体位をとること
　◎挿入後複数の人による聴診器での確認（気泡の音は聞こえますか？）もしくはX線撮影での確認を行うこと
　◎不安なときには再度挿入をすること
　◎ガイドワイヤーの使用は最小限とし、使用時にはできるだけX線透視下で施行し、先端の位置に細心の注意を払うこと
等が勧められます。

中心静脈栄養 (TPN : Total Parenteral Nutrition)

　心臓に近い中心静脈から高濃度の栄養を投与するTPNは、投与水分、カロリー、投薬量の調節が容易に行えるものの、長期管理による感染・腸管機能・免疫機能低下の出現、清潔管理が必須となり、在宅での施行例も増えているものの施行環境が制限されます。清潔手技および挿入においての技術が必要で、長期管理による感染は必発とされます。4週をこえるものには創部感染のリスクを理解したうえで再挿入を考慮します。

　人間の免疫のおよそ3分の1を占めるとされる腸管絨毛は腸内内容物より栄養を摂取しており、数週の経過により脱落してゆきます。長期の静脈栄養にて、腸管機能・免疫機能低下が出現します。多少なりとも経腸栄養を合わせて摂取することが望ましいといえます。

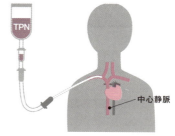

末梢点滴 (PPN : Peripheral Parenteral Nutrition)

　腕などの末梢静脈から投与するPPNは、容易に一期的に施行が可能ですが、通常、1日当たり600〜800kcalが限度で、十分な栄養量管理が総エネルギー量的にも、タンパク量的にも不可能です。中・長期の使用により中心静脈栄養と同様な免疫低下リスクを伴います。

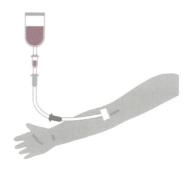

二次予防（早期発見）③食事環境指導

食事環境の調節

❖「良い姿勢」って、なんだろう？❖

質問です。摂食嚥下障害の方の食事のポジショニングを考えるにあたって、大切なこととはなんでしょう？　ひよこさんだったら、まずは何を設定しますか？

え～と、「患者さんが飲み込みやすい姿勢になっているか」と、「もしものときに吐き出しやすい姿勢になっているか」でしょうか……？

それも正解ですね！　摂食嚥下障害のある方に必要な体位は、実はたくさんあるんです。

　　食事中においては
　　○食べやすい体位　　　　　○誤嚥しにくい体位
　　○楽しんで食べられる体位　○苦痛のない体位
　　○誤嚥物を吐き出しやすい体位

　　食事以外においては
　　○安楽な体位（食事の前や後にやすめる）
　　○残渣の吸い込み型誤嚥物の排出をしやすい体位
　　○垂れ込み型誤嚥を防ぐための体位
　　○胃食道逆流を防ぐための体位

これらそれぞれが必要な体位で、患者さんの病態や環境、人生を踏まえて設定をしていきましょうね。

はいっ！　せっかくの食事の時間、楽しく美味しく食べてほしいです。

Ⅲ ［実践編］包括的呼吸嚥下リハビリテーション

口から食べられる場合の基本的な対応について

　食事量が減ってきた、疲労が出てきた、食事がしんどいなどの問題が出たとき、基本的には、分食、ゆっくり休み休み食べる、食事前に休憩する、楽な食べやすい姿勢で食べることで対応します。

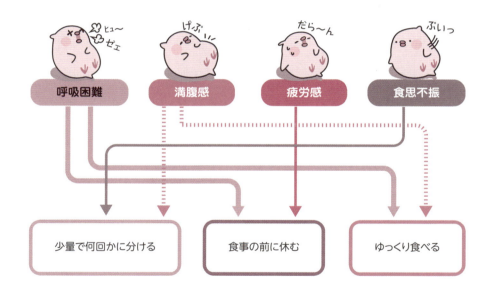

食思不振について

　私たちの最も難渋するのが「食思不振（食べたいという体や心の欲求があまりない状態）」です。機能能力があっても食べてくれない。やはり食思不振を回復するには、感覚や血糖・腸音状態に加え、過去の記憶を上手に使いつつ機微を加える必要性があります（消化管ペプチドに関しては近く製薬化されるとの情報もあります）。

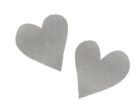

| 検証データ❹ |

嚥下機能評価と嚥下障害症例の生存期間

嚥下スクリーニング検査においては、生存との関連件数は低かったものの、各項目ともに明らかな差を有しています。

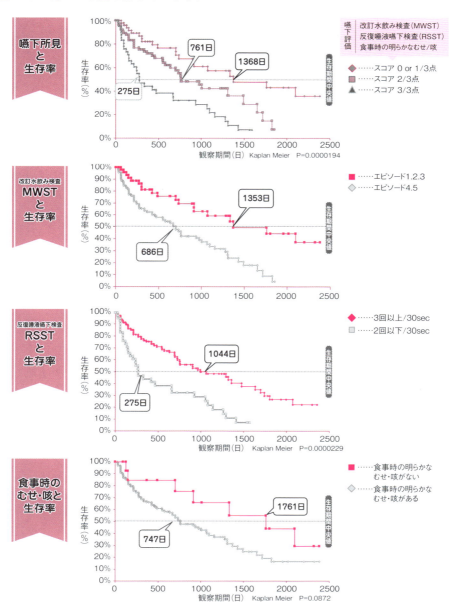

リスクに基づいた食事内容の設定について

　下記の図は、スクリーニング検査をもとに、i-EALDによる肺炎などのリスクをふまえた食形態を選択する基本図です。

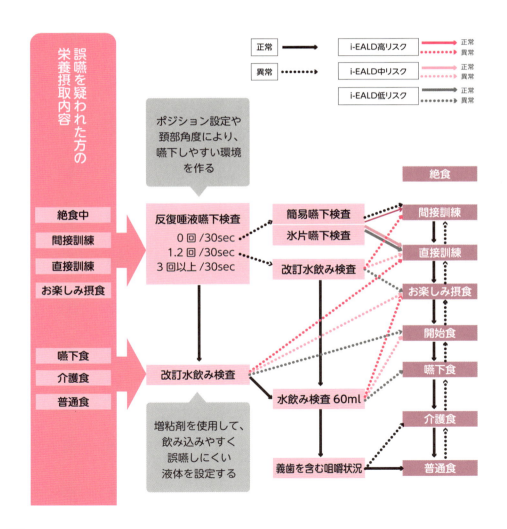

食事介助の基本

　食事介助に重要な3つの基本①道具②介助方法③ポジションについて、順に述べていきます。

①**道具について**

もちやすい 軽く、取っ手がついていて、つかみやすいものを選ぶ	**使いやすい** 口や手の形状に合わせて変形するものを選ぶ
力をかけやすい 滑り止めや傾斜がついている	**壊れにくい** 使い方や力加減などに合わせて素材を調節する

＊三点持ちで安定した食事介助を＊

　持ち方に関しても、小児の成長教育の手順を見てみましょう。成長につれて子どもの食事方法は、手づかみ→スプーン上掴み（ひじ屈曲の巧緻性）→スプーン下掴み（手関節屈曲の巧緻性）→スプーン鉛筆もち(三点持ち)と変化していきます。食事介助においても、この三点持ちが安定して介助しやすい持ち方とされています。

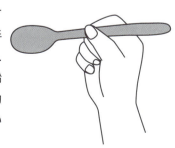

使いやすいスプーンの選び方

形態調節
両上肢の可動域により変形の必要性を持つ

持ち手の幅
口腔内刺激や調節を可能にするため、幅広で介助時に口唇の状態がよく観察できる匙部との接合部は細いものが望ましい

素材
一般的にはステンレス。咬反射が強い時や皮膚脆弱時はシリコン等を選択する。全体の角が丸く、摂食による障害を防ぐ

持ち手の長さ
介助時に口唇の状態がよく観察できる長めのもの、介助時に三点持ちにて安定して介助できるものが望ましい

匙部の深さ
口唇閉鎖困難時は平坦、食事の一口量により調節

匙部の幅
開口の2/3未満、食事の一口量により調節

私たちが実際に使用しているスプーンをご紹介します。

EMスプーン（3ml）	匙裏に口腔内刺激用の取っ手がついています
KTスプーン（3ml）	柄先の丸みが母指球にフィットし安定します
スライススプーン（1〜2ml）	スライスゼリーを容易に口腔内に送ることができます
ソフトスプーン（1.5ml）	元来小児用で柔らかくかつ変形可能です
シリコンスプーン小（3ml）	シリコン製で粘膜、口唇を痛めません
シリコンスプーン大（5ml）	シリコン製で粘膜、口唇を痛めません
Kスプーン（3ml）	柄先の先端でKpointを刺激嚥下、開口を進めます
Kスプーン＋（5ml）	柄先の先端でKpointを刺激嚥下、開口を進めます
シリコンスポンジ付き介護スプーン	取っ手が太く、多形態があり変形可能です

食器においても、フチに返しがあるなどで食事時間が短縮ができることもよくあります。いろいろ試してみてくださいね。

②基本的な食事介助の方法について

一口量

基本は 3ml（大きすぎるスプーンは一口量が多くなりがちです）。一口量は 1 〜 2 回で飲み込める量としてスプーンと嚥下量を調節します。

スプーンを入れる角度・方向

スプーンは水平、またはやや下方から口に入れます。引き抜く際はスプーンを下唇にあて、口唇を観察しながら、手元を上げすぎないように水平に引き抜きます。

食事内容の認識を介助する

患者さんに声をかけ、食事の内容を確認・伝えながら介助を進めます。

食事を与えるスピード

1 回の食事量、一口量、口に運ぶペースは本人にあわせて一定にします。嚥下したのを確認した後で、次の介助を行いましょう。
○嚥下が終わり次を取り込む余裕を持ちます。
○呼吸が安定しているのを確認しながら進めます。
○疲労防止を考慮して食事時間は 30 〜 40 分までとします。

介助者のポジション

介助者は自分の利き腕の側に座り、患者さんの頚部が挙上しないように介助者と患者さんの目線の高さを合わせます。
　片側咽頭麻痺の方の場合は、顔を麻痺側に向けさせ、健側の咽頭通過が良くなるように患側から介助をします。

複数回嚥下

一口分の食べ物を何回かに分けて嚥下させ、口腔咽頭部の食物残留を除去します（誤嚥防止にもなります）。

交互嚥下

食物とゼリー、ご飯と水など、付着性の違うものを交互に嚥下し、咽頭の食物残留を除去します。

嚥下および食後の発声と咳払い

飲み込んだ後に時々「あ〜」と発声させ、嗄声が起これば咳払いをすすめます。

食後の口腔内確認と口腔ケア

うがいや口腔清掃を行い、口の清潔を保ちます。

食後の聴診や触診

呼吸雑音の新出や胸壁の振動の新出が確認されたときには、呼気介助や呼吸介助、吸引等を施行します。

Ⅲ　[実践編]　包括的呼吸嚥下リハビリテーション

③ポジショニングについて

　ポジショニングに関して、経口するための食べやすい体位、誤嚥しにくい体位、排出しやすい体位、視覚・味覚・聴覚刺激を受けやすい環境を含めた食事を楽しめる体位のバランスを取り長期的に QOL を維持できるようにします。

　NHCAP ガイドラインにおいても、ベッド上での食事介助においてはギャッジアップがすすめられています。私たちは胃食道逆流を防止するために 60 度以上を食後 2 時間を目標に行うこと、誤嚥物の排出を目的に横隔膜呼吸が有効に働く 30 度以上を日中維持すること、困難症例には咽頭 - 胃食道移行部の解剖学的高さを考え、15 度以上を維持することが再増悪を防ぐ可能性があり、日々取り組んでいます。下記は座位がとれる人の安定姿勢の例です。

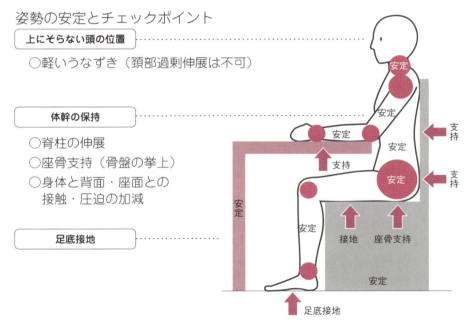

姿勢の安定とチェックポイント

上にそらない頭の位置
　○軽いうなずき（頚部過剰伸展は不可）

体幹の保持
　○脊柱の伸展
　○座骨支持（骨盤の挙上）
　○身体と背面・座面との接触・圧迫の加減

足底接地

　背中が丸くなっていると、胸とお腹（内蔵）が圧迫されます。これに加えて骨盤の後傾が加わることで、嚥下しにくく、咳をしにくい姿勢ができあがります。一見して軽いうなずき姿勢に見えますが、頚部が後屈（伸展）、上を向こうとするため、誤嚥をしやすくなる可能性があります。

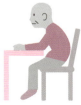

嚥下障害の患者さんにおけるポジショニングの考え方

摂食・嚥下・呼吸の3つの視点からポジショニングを考えると、身体機能は下図のように変化していきます。

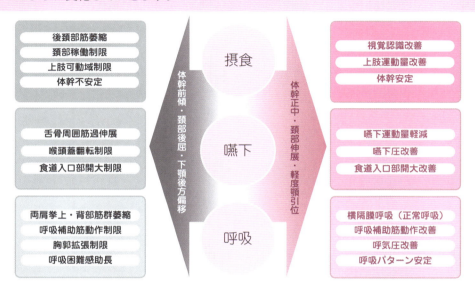

完全側臥位法

2007年に福村直毅先生により発案された方法です。理論としては、人の咽頭喉頭は他の動物同様に伏臥位での摂食に適しているため、側臥位により食物流路は低位置、気流は高位置を流れ分離されます。仰臥位や座位と比べ飲食物を喉に貯めることができ、嚥下反射が起こりやすいためむせにくいこと、嘔吐しても口からすぐに吐き出せることなどが利点として挙げられます。

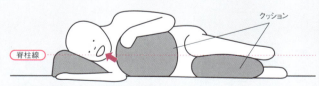

頸部側面が真横になるように、肩と骨盤はベッド面に対して垂直に。
姿勢が崩れないように、脊柱線より上の上肢、下肢は前方に出す。
食事介助の際は、口の中が見やすいように座り、スプーンを口に入れるとき回転させるのがポイントです。

注意点
△バリエーションが多く個々に観察が必要になる。　△鼻咽腔逆流が見られる場合は頭側をあげる。
△下咽頭貯留量が不足している場合は頭側を下げる。
△送り込み障害併存→頸部回旋併用→下側咽頭側壁喉頭距離の延長に伴う流量増加、食道入口部開大改善。
△フィニッシュ嚥下（最後に水やゼリー等で咽頭側壁に溜まっている食材を食道へ流す）を必ず併用する。

嚥下食ピラミッド

2004年に私の敬愛する金谷節子先生が、5段階による嚥下食の進化・発展形として発表したのが、この嚥下食ピラミッドです。嚥下食を作成、使用するときの基本となる基準で、分類をしてみることで何が食べやすいのか理解でき、食材の内容などより誤嚥性肺炎のリスクにも配慮した基準といえます。

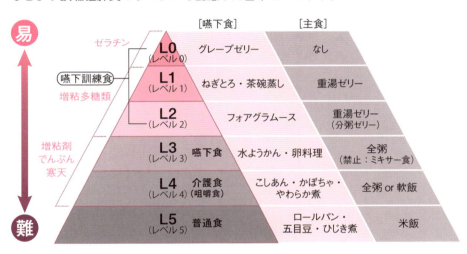

均一な物性「嚥下訓練食」

L0 段階1＝開始食
均質な重力での移送がしやすい形態で一食100Kcal/100ml たんぱく質2g以下/100gを目安とされます。

L1 段階2＝嚥下食Ⅰ
均質な、付着性の少ないもののゼラチン寄せなどの食品で一食150Kcal/300mlを目安としたんぱく質に制限はありません。

L2 段階3＝嚥下食Ⅱ
均質な、付着性が高いもののゼラチン寄せなどの食品で一食300Kcal/500mlを目安としさまざまな食材を使用します。

不均一な物性

L3 段階4＝嚥下食Ⅲ（嚥下食）
不均一な物性を持つピューレなどをゲル化剤や油脂を使用してまとめたもの。

L4 段階5＝移行食（介護食）
やわらかくした食事で咀嚼しやすくパサつかない一口大のものです。

L5 普通食

嚥下食の性状について

一口に「嚥下食」といっても、柔らかさや性状には種類があります。
まずは、嚥下しにくい食品の特徴を考えてみましょう。

嚥下しにくいもの（例）

○コリコリした硬いもの
○ぷりぷりした弾力の強いもの
➡タコやイカなど、硬かったり弾力があるものは、噛む力が低下している方にとって大きなリスクになります

○ゴリゴリした繊維の多いもの
➡ごぼうやレンコンなどの繊維質な食物も、固く噛みにくいことから、リスクがあると考えられます

○サラサラした水分状のもの
○シュワシュワした発泡性のもの
➡水やジュースなどの液体（滑りが良すぎる）は速いスピードで咽頭へ落ちていくため、咽頭反射の遅い方にとってはむせや誤嚥の原因になります。発泡性のものも同様です。かきまぜて少し炭酸を抑えたり、ゆっくり少しずつ飲むか、とろみをつけていくのが無難です

○スースーした酸味が強くむせやすいもの
➡酸味の強いものはむせを誘発します

○パラパラした粒子状のもの
○ザラザラした性状が不均一なもの
➡一見食べやすそうですが、口腔内でばらばらになりまとまりにくいものは、麻痺がある方や唾液量の少ない方には食べづらいものになります。また、食塊形成がしづらいこと、唾液と混ざると粘性が高くなることもリスクのひとつです

○ベトベトした口や喉につきやすいもの
➡粘りの強いお餅やだんご、ペタッと貼り付きやすい焼き海苔やわかめなどは飲み込みにくく、咽頭へ貼り付くだけでなく窒息の危険性もあります

上記を踏まえると、嚥下しやすい性状は下記のようになることがわかります。

○適度に柔らかいもの
○一口大に固まりやすい、集塊性のあるもの
○性質が均一なもの　　○裁断性の良いもの
○付着性の低いもの　　○刺激性の少ないもの
○食欲をそそる匂い、色、味を持つもの

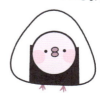

このことを踏まえて
食事を分類していきましょう！

103

＊＊"とろみ"について＊＊

　嚥下障害の程度が進行するに従い増粘剤を増やしとろみの粘度を上げることがありますが、本当に正しいのでしょうか。

　とろみの濃度が上がるにつれ咽頭の通過速度は低下しゆっくりと飲み込むことができるようになる反面、付着性が増悪、味や飲みやすさは悪化します。下記の図は健常壮年者の咽頭所見を示していますが、ギャッジアップ角度が低く高粘度となると健常者でも咽頭残渣が増加します（白くはっきりとした箇所が残渣です）。

　そのため、その方にあった適切な粘度のとろみが必要となります。濃いとろみは限られた方のみの適応になります。

[とろみをつけることの影響]
安全と味、疲労感は相反することがある

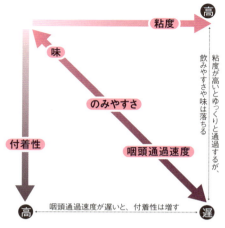

トロトロしてれば良い、という訳じゃないんですね

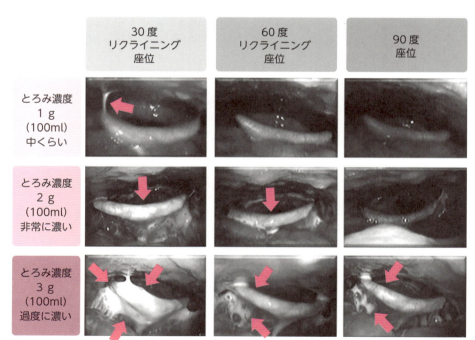

【ごっくんチェック】

　指示された濃度にさまざまな液体にとろみをつける援助を目的に、2009 年より、「ごっくんチェック」という道具を作成し、全国の医療介護福祉施設に配布しました。ギャッジアップ角度の測定と粘度の測定を簡単に行うことができる優れものです。

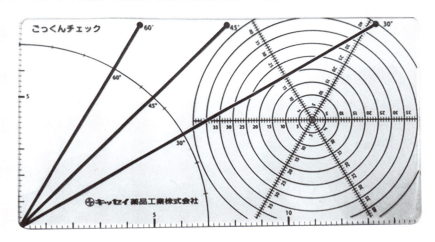

① 粘度を調整した液体（とろみ水）を用意する。
② ❶を泡立たないようによく攪拌する。
③ 10ml の注射器（ディスポタイプ）に❷を 7ml 以上吸い上げる。
④ 測定円の中心に 2cm の高さよりゆっくりと（1ml あたり 3 秒以上時間をかけながら）5ml 滴下する。
⑤ 6 方向への広がりを測定円に記載されている中心からの距離で確認する。
⑥ 6 方向の平均距離を計算する。2 回程度行い、メモリの平均数を求めましょう。
　　中心線から 5 本目以上（20.5mm）……　0.5g/100ml（薄いとろみ）
　　4 本（19.5 ～ 20.5mm）………………　1.0g/100ml（中等度とろみ）
　　3 本（18.5 ～ 19.5mm）………………　1.5g/100ml（濃いとろみ）
　　1 本もしくは 2 本（17.0 ～ 18.5mm）……　2.0g/100ml（非常に濃いとろみ）

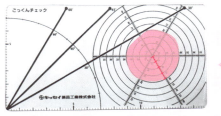
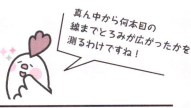

参）キッセイ薬品工業株式会社「～キッセイのヘルスケア情報～おいしい 365」ウェブサイト　https://healthcareinfo.kissei.co.jp/

薄いとろみ（Mildly thick）粘度 50-150mPa・s
私たちは（とんかつ）ソース状とろみといいます。
10cm ほどの高さから少しずつ落とすと、水よりは明らかに連続するもののぽちゃぽちゃとしずくが垂れるように落ちる状態です。ストローで抵抗なく飲むことができる状態です。コップの中で回すとうっすらと壁面に跡が残る程度です。

中間のとろみ（Moderately thick）粘度 150-300mPa・s
私たちは（カスピ海）ヨーグルト状といいます。
10cm ほどの高さから少しずつ落とすと、スプーンから下までスーッと連続して落ちる状態です。ストローで飲むには 8mm 以上の太さのものが必要です。コップの中で回すとはっきりと壁面に水面跡が残る程度です。

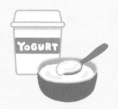

濃いとろみ（Extremely thick）粘度 300-500mPa・s
私たちははちみつ状といいます。
10cm ほどの高さから少しずつ落とすと、液体でありながらもぼとっと落ちます。ストローで飲むことは困難です。コップの中で回すと液体とコップの動きが一致せず抵抗があります。

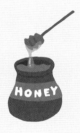

　嚥下障害の方にはよく使用される「とろみ剤」。しかし、飲食物にとろみをつけると「のどごしが悪くなる」「味が変わるから嫌」と言われたことのある方も多いのではないでしょうか。これは、とろみに味や温度を強く感じさせるという特徴があるためなんです。たとえば、甘いものはより甘く、冷やしたものはより冷たく感じるのです。
　これは実体験なのですが、とろみをつけた冷えたヤクルトなどは美味しいですよ！ また、ぬるめのココアも甘さが増し、温かさを感じるため、抵抗がある方にとっても、間食として・食べ慣れた食べ物としてカロリーを摂取できますよ。

参）日本摂食・嚥下リハビリテーション学会嚥下調整食分類 2013

ユニバーサルデザインフードについて

　日常の食品から介護食まで、幅広く使える食べやすさに配慮した食品を**ユニバーサルデザインフード**といいます。硬さや粘度に応じて区分1～4に分類した食品と、とろみ調整食品の合計5形態に分類されています。ドラッグストアや介護用品店などで販売されているレトルト食品などを選ぶ時に知っておきたい基準です。

　ユニバーサルデザインフードのパッケージには、マークが記載されています。これは日本介護食品協議会が制定した規格に適合する商品であることのしるしです。

※日本介護食品協議会会員である食品メーカーは、この規格に基づき商品を製造・販売しています。

「ユニバーサルデザインフード」の区分表

区分		区分1 容易に噛める	区分2 歯茎でつぶせる	区分3 舌でつぶせる	区分4 噛まなくてよい	とろみ調整
噛む力の目安		かたいものや大きいものはやや食べづらい	かたいものや大きいものは食べづらい	細かくまたは柔らかければ食べられる	固形物は小さくても食べづらい	飲み物や食べ物に、とろみをつけて飲み込みやすくするための食品（ゼリー状にできるものもあります）、また、水などに溶かすと、とろみのついた飲み物や食べ物になるタイプもあります。
飲み込む力の目安		普通に飲み込める	ものによっては飲み込みづらいことがある	水やお茶が飲み込みづらいことがある	水やお茶が飲み込みづらい	
食品形態の目安と食事の例	主食	ごはん～やわらかごはん	やわらかごはん～全がゆ	全がゆ	ペーストがゆ	
	主菜	豚の角煮	煮込みハンバーグ	鶏肉のそぼろあん	鶏肉のうらごし	
		焼き魚	煮魚	魚のほぐし煮（とろみあんかけ）	白身魚のうらごし	
		厚焼き玉子	だし巻き玉子	スクランブルエッグ	やわらか茶碗蒸し（具なし）	
	副菜	にんじんの煮物	にんじんの煮物（一口大）	にんじんのつぶし煮	うらごしにんじん	
	デザート	りんごのシロップ煮	りんごのシロップ煮（一口大）	りんごのシロップ煮（つぶし）	やわらかアップルゼリー	

参）日本介護食品協議会

| 検証データ❺ |

特筆すべき所見と嚥下障害の方の生存期間

　i-EALDの評価項目には含まれないものの、注目されつつある項目「認知症の有無」「性別」「食事内容」に着目した生存率の差を示します。認知症の有無においては370日、性別は279日の優位な差を示し、食事内容においては介護食の方は1805日、嚥下食の方は760日、経管栄養の方は334日となりました。

　i-EALDの各項目はリスクを認識するために有用ですが、同時期に各項目を改善することでどのくらいの予後が変化する可能性があるのかを推測する一助ともなります。

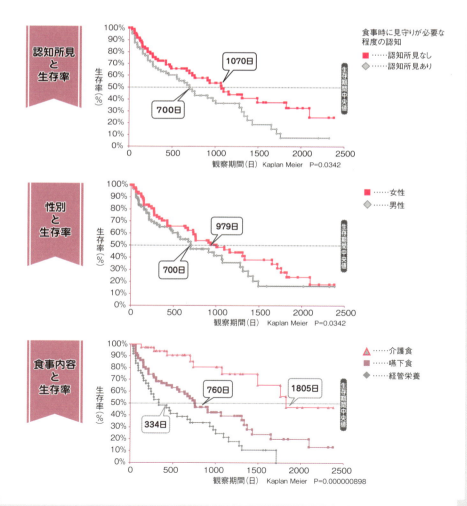

もしもの時の……
吸引について

❖吸引ができるのは……？❖

障害発生早期からのリハビリテーション導入により、摂食嚥下リハビリテーションの治療効率が改善することが知られています。

先生質問です！　食事中や夜勤中に、突然吸引対応が必要な場合、医師や看護師以外が施行しても大丈夫ですか？

いい質問ですね。吸引は「医行為」とされているため、これまでは医師、看護師のほか限られた状況での教員、患者家族等にのみ認められてきました。

しかし近年、研修を修了した介護福祉士、理学療法士、作業療法士、言語聴覚士、臨床工学技士にも施行が法的に認められたんですよ！

へ〜！　他のスタッフにも教えてあげなくちゃですね！

あくまで医行為なので、特定の環境や職種によっては対象者との契約が必要です。また、すべての対象者は緊急時の連絡対応体制が必須となっているんですよ。

丁寧な操作が必要とされるので、しっかり覚えていきましょうね！

がってんです！

109

重症の嚥下障害の方のケアにおいては、吸引行為が必要なことがあります。ここでは基本的な注意点を示しておきます。
　吸引はあくまで侵襲を伴う医療行為です。吸引する前に適切な排痰行為を行ったうえで中枢側まで喀痰を集めた後、必要時に、侵襲性の低い吸引方法から施行していきます。
　吸引は、口腔内吸引が一番侵襲が少なく、経口咽頭吸引、鼻腔吸引、経鼻咽頭吸引とリスクが高くなります。声門を超え気管に入ると一般的に、無菌状態に近くなる部位のため、通常、経口および経鼻での気管吸引はリスクの高い行為とされています。同様に、気管切開口および挿管チューブからの吸引には特に清潔にも配慮する必要があります。
　また、不用意に吸引チューブを挿入することによる声帯および咽頭喉頭の損傷が認められることもあり、中には刺激性に声帯浮腫をきたすこともあるため、丁寧な操作が必要とされます。

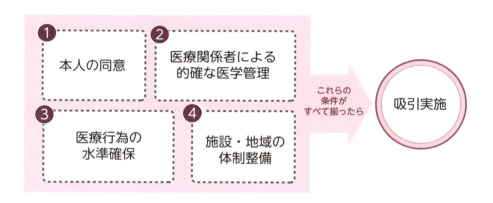

＊吸引を行う前に＊

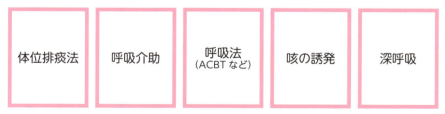

などを施行し、排痰を誘発します。中枢側まで喀痰を集めた後、吸引しましょう。

◎吸引の種類

一般的吸引	基本禁止行為	特別な症例
口腔吸引 経口咽頭吸引 鼻腔吸引 経鼻咽頭吸引	経口気管吸引 経鼻気管吸引	経カニューレ気管吸引

患者さんにとって低リスクな吸引法を選択しましょう！

各職種の吸引が可能（一部容認）となる場面と種類について

	在宅	特別支援学校	特別養護老人ホーム	医療機関
口腔内吸引	①②③④⑤	①②③④⑤	①②③④⑤	(①)②③④⑤
鼻腔内吸引	①②③④⑤	①②③④⑤	②③④⑤	(①)②③④⑤
気管カニューレ内吸引	①②③④⑤	②③④⑤	②③④⑤	(①)②③④⑤
侵襲的吸引	⑤	⑤	⑤	⑤

①教員・ケアワーカー　②介護福祉士（研修済）　③PT/ST/OT/臨床工学技士　④看護師、准看護師　⑤医師
※総意と契約、医師の指示が一部必要となり、すべてにおいて医学的管理が必要とされます。
※一部実質的違法性阻却論により不明確な区分となっています。

時代と共に変わりゆく誤嚥性肺炎

　私の研修医時代、脳血管疾患の意識障害の方の退院（転院）時には、話しかけ、顔を拭き、口の中でかぴかぴになっている異物を取り除いてから送り出すのを決まりごとにしていました。

　呼吸リハの啓発がようやくはじまったばかり、まだまだ摂食嚥下リハや口腔ケアは一般的でない時代です。当時は、嫌気性菌による誤嚥性肺炎に多く使う抗生剤も偏っていました。その後の口腔ケア、呼吸および摂食嚥下リハの広がりにより、誤嚥性肺炎の内容と内訳が変わってきました。MRSAなどの耐性菌も多いのは変わりありませんが、一般的な肺炎にも多い肺炎球菌やインフルエンザ杆菌などがおもなものとなり、通常の肺炎と同じ抗生剤での治療で改善するようになってきました。

　以前は耐性菌感染においても、隔離が基本で、必然的に患者さんのADLも抑制されます。結果として亡くなってゆく方が非常に多い状態でしたが、現在は耐性菌には局所隔離や、隔離をしても同時に呼吸リハビリテーションを進めることで廃用予防、機能回復が行われ、摂食嚥下機能の回復の一助ともなり回復率も改善しています。

　私のかかわった方のなかにも、長期にわたり十数回の誤嚥性肺炎を繰り返しながら、最後まで経口摂食し、楽しんで生きてゆかれた方が何名も見えます。誤嚥性肺炎と共に楽しんで生きてゆく時代へと変化してきているのを実感しています。

体験から

見えないところに気を配る（吸引）

　日常的な業務の手技の中に、だんだんと、一つひとつの手技に気を配ることをなくしてしまいがちになることがあります。結果が直接目に触れない吸引も、その手技のうちの一つです。目の前の方の痰や異物を取り除き、喘鳴の改善や貯留物を確認することはできますが、吸引チューブの先端が触れた喉頭や、気管内の状態を直接見ることは通常ではできません。

　気管支鏡や咽頭鏡で直接確認する機会がよくありますが、その中で右に示すような明らかな吸引チューブでの障害を確認することがあります。多くは吸引手順の再指導で速やかに改善します。慣れた手技だからこそ、初心とリスクを忘れずに行わなければいけません。

声帯発赤　　出血
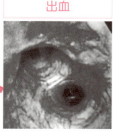

食道入口部腫脹　　声帯浮腫
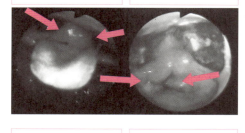

気管分岐部出血　　喘息発作
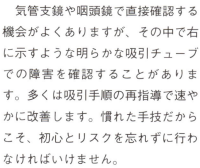
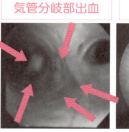

気管支分岐部肉腫　　カニューレ肉腫
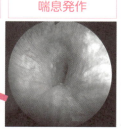

三次予防（重度化予防）①摂食嚥下リハビリテーション

摂食嚥下リハビリテーション

　口腔、咽頭から頚部まで至る発声・マッサージ・ストレッチ・機能訓練を含む局所の摂食嚥下リハビリテーションおよび口腔ケアが有用です。特に口腔ケアは予防の段階より指導しておくことが有効です。

　口腔ケアは、呼吸リハビリテーションにおいても、摂食嚥下リハビリテーションにおいても非常に重要な行為です。今回は機能回復面に注目し、摂食嚥下リハビリテーションの項目に含ませていただきました。

　意味合いとして特に重要となるのが下記の 4 つです。

> 1. 汚れ . ばい菌を取り除くため
> 2. 唾液を出すため
> 3. 機能を改善するため
> 4. 口腔内 pH を整えるため

　1910 年の大関和らの「実地看護法」や、1960 年の Virginia Henderson の「看護の基本となるもの」では、すでに口腔ケアの必要性が述べられていました。誤嚥性肺炎の内容はこの数十年において劇的に変化してきましたが、その経過の大きな部分を口腔ケアの効果が占めていることは、間違いないでしょう。

ご飯を食べないと、口が汚れる……？

　胃ろう等、経口摂取をされない方は、一見歯磨きが不要のようにも思えます。しかし実はその逆なんです。口の中は唾液によって殺菌されるため「口から食べる」という刺激がないと、口内の唾液分泌量が少なくなり細菌を洗い流せません。結果的に細菌の量が増え、口臭や感染症の元になってしまいます。歯磨きをはじめとした、口腔ケアの大切さがよくわかりますね。

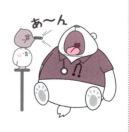

Ⅲ ［実践編］包括的呼吸嚥下リハビリテーション

一般的口腔ケアと専門的口腔ケアの意味

　通常のうがいと口腔ケアは効果が全く異なりますが、同様に、一般的な口腔ケアと専門的口腔ケアの意味合いも大きく異なります。口腔へのアプローチは歯科衛生士、歯科医師の協力が非常に大きな意味合いを持ちます。

		手段	目的	対象
一般的口腔ケア	Type1	口腔衛生の維持向上 ・歯磨き	口腔の健康の維持向上	・齲歯 ・歯周病
	Type2	・含嗽 ・義歯の清掃 ・粘膜・舌の清掃	全身の健康の維持向上	・誤嚥性肺炎 ・周産期管理
専門的口腔ケア	Type3	口腔機能の維持向上 ・咀嚼機能訓練 ・嚥下促進訓練	口腔の健康の維持向上	・歯周病 ・不正咬合 ・唾液減少症
	Type4	・咳嗽訓練 ・口腔周囲筋の運動訓練 ・唾液腺マッサージ ・発音・構音訓練	全身の健康の維持向上	・嚥下障害 ・栄養障害 ・誤嚥性肺炎

Furuta.M., Yamashita, Y:Oral health and swallowing problems, Currr Phys Med Rehabil Rep 1:216-222, 2013

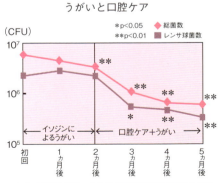

石川昭他：厚生労働省平成10年度老人保健強化推進特別事業報告書,1999

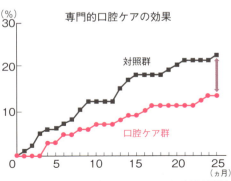

Takeyoshi Yoneyama et al : Oral care and pneumonia, THE LANCET vol.354　980-8574, August 7,1999

食前、食後こまめな基本清拭と 2 週に 1 度以上の専門的清拭を健常例を含めた全員に行うことが望ましいです。ADL 低下例、感染例、栄養状態悪化例、経口不可能例には必ず行いましょう。

＊**大事な「よだれ」** ＊
　一般的な口腔ケアにおいては、汚れを取り除くだけでなく唾液分泌量を保つことが重要になります。唾液は 1 日に 1 ～ 1.5L ほどが分泌され、さまざまな効果を持ちます。

[唾液の作用]

1. 消化作用	アミラーゼによりでんぷんをマルトースに分解する
2. 溶解作用	食物を溶解する
3. 味覚補助	溶解することで味覚を促進する
4. 清浄作用	食物残渣を洗い流す
5. 潤滑作用	食事、しゃべりを滑らかにする
6. 静菌作用	抗菌物質リゾチームやラクトフェリンが細菌の増殖を抑える
7. 緩衝作用	感染や乾燥を防ぎ、胃酸の逆流も希釈することで口腔内 pH を正常に保つ
8. 再石灰化作用	虫歯菌の産生する酸による脱灰を再石灰化する
9. 保護作用	歯および粘膜の表面に被膜をつくり、保護する

　診察時、私はジジババちゃんたちの体を触りまくります。そうすることで、見えてくる症状がないか調べているのです。
　握手して、両足を掴んでさすって、顔を近づけて、顎下から見上げるようにして顔と頚部を見ながら聴診します。近づくのは体臭や口臭をかぐため、口の端に泡がついていないか、唾液が糸を引いていないか、鼻先は赤くないか、詰まっていないか、手足はむくんでいないか、握った時に震えはないか、手のひらが汗ばんでいないか。
　患者さんの身体から 15 センチ位に顔（鼻）が近づくようにして、自分の目と鼻と耳（呼吸音発声）を働かせるのがコツです。

Ⅲ ─ ［実践編］ 包括的呼吸嚥下リハビリテーション

115

また、摂食嚥下行為に関して残歯を保つことは非常に重要です。歯科の先生方を中心とする指導で改善してきた残歯数を活かした機能維持を行うには、残歯に対するアプローチと、それに関連した歯周病の発生率の増加も有り、専門的口腔ケアおよび歯科的治療の重要性が増しています。

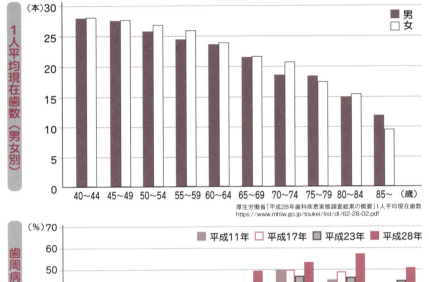

厚生労働省「平成28年歯科疾患実態調査結果の概要」1人平均現在歯数
https://www.mhlw.go.jp/toukei/list/dl/62-28-02.pdf

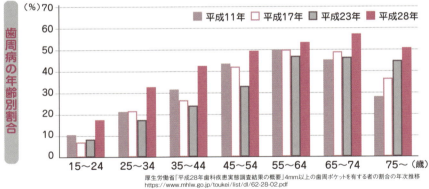

厚生労働省「平成28年歯科疾患実態調査結果の概要」4mm以上の歯周ポケットを有する者の割合の年次推移
https://www.mhlw.go.jp/toukei/list/dl/62-28-02.pdf

　摂食嚥下障害には口腔状態の改善にて状態が改善する方が多く、また、病態に連動した障害においても口腔アプローチは必須となります。私のクリニックや入院・在宅のいずれの場合にも歯科医、衛生士さんに協力を仰ぎ対応しています。介護食が食べられるようになると「十分改善した」と考えてしまいがちですが、患者さんの食べたい食事を美味しく食べてもらうには、残歯、義歯に対する歯科的加療が必要です。

| 検証データ❻ |

口腔機能と嚥下障害症例の生存期間

　口腔機能の各所見における生存率との関連においては、咀嚼能力と乾燥所見との中央値の差は大きいものの、口腔内の残渣との差は有意なものではありませんでした。

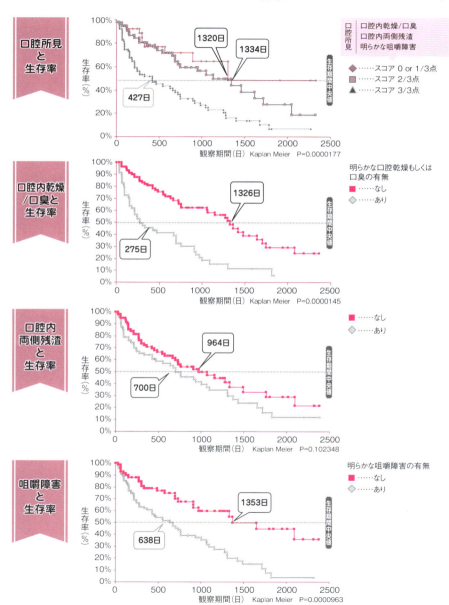

基本的摂食嚥下準備運動

基本的なものとして、各唾液腺に一致している左右3ヵ所を数十秒程度ずつ、合計数分、毎食前にマッサージを行うことで、リンパを活性化し、唾液量の増大、口腔乾燥の改善等の十分な効果を与えることができます。ホットパックを併用するとより効果的です。

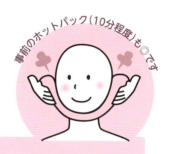

事前のホットパック（10分程度）も◎です

リンパを活性！ 唾液腺マッサージ

耳下腺
耳たぶのやや前、上の奥歯あたり

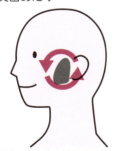

親指以外の指を揃え頬にあて、ゆっくりと回します

顎下腺
顎の骨の内側にあるやわらかい部分

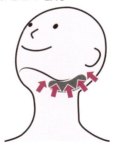

耳の下から顎の下まで数ヵ所を順に押していきます

舌下腺
顎の先のとがった部分の内側（舌の付け根部分）

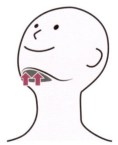

顎の下からゆっくりと押します（喉を押さないように注意）

身体全体で"健口"になろう！

準備体操は唾液量の増大のほかに、筋力の維持やリラックス効果もあります。上記の唾液腺マッサージだけでなく、深呼吸やストレッチ、「パ・タ・カ・ラ」等の口周りを動かす運動も併用しましょう。

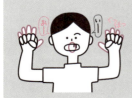 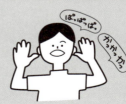 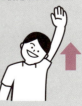

参）井上登太：5分以内で助けよう！ 誤嚥窒息時のアプローチ, 株式会社 gene, 2017.

直接訓練と間接訓練

摂食嚥下の訓練には直接訓練と間接訓練の2つがあります。大きな違いは訓練に食物を使用するかどうかです。

直接訓練

- 食物を用いる摂食訓練であり、嚥下反射の存在が前提
- 食物を食べる動作により総合的な摂食・嚥下機能を改善
- 誤嚥や窒息の防止に十分な注意が必要

間接訓練

- 食物を用いず摂食・嚥下に必要な器官の運動機能を改善
- 誤嚥や窒息の危険が少ない
- 認知症で指示理解が悪い場合には実施困難

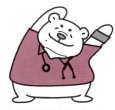

次ページに代表的な訓練を効果や方法と合わせてまとめてみました➡

			先行期	準備期	口腔期	咽頭期	食道期	代償
直接訓練	咀嚼訓練	砕いた飴をガーゼに包んでデンタルフロス等で縛り、舌でなめたり歯で噛んだりする。舌や咀嚼筋を鍛える			○			
	交互嚥下	咽頭残留症例に異なる形態の食塊を交互に嚥下してもらい、咽頭残留を除去する			○	○		
	うなづき嚥下	頚部を後屈し、喉頭蓋谷残留物を送り、次に頚部を前屈し、食道入口部を開き嚥下する			○	○	○	
	複数回嚥下	咽頭残留例において、一口を複数回嚥下してもらい、咽頭残留を除去する				○		
	息こらえ嚥下	声門閉鎖不全症例に鼻から息を吸ってもらい、息こらえ嚥下をし、嚥下後呼気を吐いてもらう				○		○
	横向き嚥下	片側咽頭残留例に、患側に頚部を回旋、嚥下をしてもらう				○	○	
	頚部突出法	口頭挙上術や球麻痺症例において、頚部前屈から、咽頭へ送り込むタイミングに合わせて顎を前方に突き出し、食道を開口する					○	
間接訓練	顔面マッサージ	リラクゼーション、顔面筋ストレッチ	○					
	顔面体操	リラクゼーション、顔面筋ストレッチ	○					
	嚥下反射促通手技	嚥下反射惹起性低下症例において、嚥下を指示、甲状軟骨部から下顎下面へ指で上下に摩擦刺激を行う	○					
	氷なめ訓練	空嚥下が困難な場合、口に含んだ氷の冷刺激によって嚥下反射を誘発する		○	○			
	咽頭アイスマッサージ	随意的嚥下困難症例において、冷凍綿棒で前口蓋弓咽頭後壁の粘膜面をマッサージし嚥下反射を誘発する		○	○			
	脱感作	口唇、口腔の知覚異常過敏症例に指を用いて奥から手前に一定の圧をかけてマッサージする		○	○			
	オーラルディアドコキネシス	「ぱ」「た」「か」をそれぞれ10秒内に何回発音できるかで口の機能をみる。（1秒に4回以上）		○				
	発声訓練	口唇、舌運動、軟口蓋挙上、声帯内転改善し、呼吸筋力を増強する				○	○	○
	呼気訓練	口唇、舌運動、軟口蓋挙上、声帯内転改善し、呼吸筋力を増強する				○	○	○
	プッシングエクササイズ	上肢運動時の息こらえに連続する軟口蓋挙上声帯内転改善				○		
	プリングエクササイズ	上肢運動時の息こらえに連続する軟口蓋挙上声帯内転改善				○	○	
	メンデルソン手技	徒手で喉仏挙上を保ち飲み込む練習をすることで、喉頭が挙上する感覚を学習する				○	○	
	ブローイング	鼻咽腔閉鎖機能不全の方に、水をストローで吹くなどの動作を連続することで、鼻咽腔閉鎖を繰り返し行う				○		
	バルーン拡張法	輪状咽頭筋機能不全症例に対し、バルーンを用いて食道入口部を繰り返し拡張する					○	

三次予防（重度化予防）② 薬剤療法

薬剤療法

❖ ワクチンで誤嚥性肺炎は防げる？ ❖

誤嚥性肺炎から体を守るワクチンみたいなものって、ないんでしょうか……？

ワクチンで直接嚥下障害による誤嚥性肺炎を防ぐことは難しいですが、肺炎の悪化や合併症、細菌の暴露による誤嚥性肺炎の場合は予防できるかもしれませんよ。

ぴよ！？ どういうことでしょう……？

嚥下障害を持つ方の合併症状や、誤嚥を繰り返す状態においての感染性の誤嚥性肺炎の場合、おもな原因がインフルエンザウイルスと肺炎球菌だからです。

毎年インフルエンザの予防接種は受けていますが、こんなところでも役立っているんですね。

残念ながらすべてを防ぐことはできませんが、併用により相乗効果を持つため、重症化も抑えることができるといわれています。65歳以上の方は、成人用肺炎球菌ワクチンが定期接種制度の適応となっていますよ。

※助成の有無や、助成内容、助成の時期については、お住まいの自治体によって異なります。

身体活動の維持のほかにも、できることはあるんですね。

嚥下障害を持つ方が、上気道炎や気管支炎、肺炎により嚥下障害を増悪され、元来の肺炎を悪化し、誤嚥性肺炎を合併させたり、誤嚥を繰り返す状態において、気道内保菌やウイルス、細菌の暴露により感染性の誤嚥性肺炎をきたすことが多く見られます。そのうちのおもな原因がインフルエンザウイルスと肺炎球菌といわれています。そのため、インフルエンザと肺炎球菌ワクチンの使用は、誤嚥性肺炎を予防するともいえるのです。

[肺炎球菌ワクチンの効果]
　国内では、高齢者施設入居者1006名を対象に肺炎球菌ワクチンの有効性が評価され、肺炎球菌性肺炎の発症を63.8%、全肺炎において44.8%を抑制したことが報告されています。

[肺炎球菌ワクチンとインフルエンザワクチンの併用効果]
　インフルエンザの罹患後に肺炎球菌性肺炎が多発することはよく経験します。スウェーデンのChristensonらは、26万人を対象として肺炎球菌ワクチンとインフルエンザワクチンの併用で、肺炎球菌性肺炎による入院が36%、侵襲性肺炎球菌感染症による入院が52%、死亡率も57%減少したと報告しています。

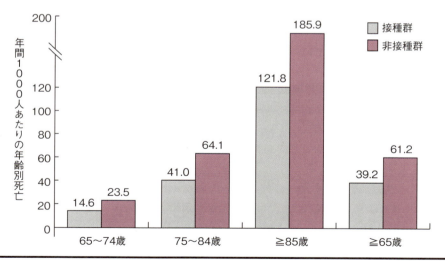

参) Maruyama T, Taguchi O, Niederman MS, et al. Efficacy of 23-valent pneumococcal vaccine in preventing pneumonia and improving survival in nursing home residents : double blind, randomised and placebo controlled trial. BMJ 2010 ; 340 : c1004.
参) Christenson B, Lundbergh P, Hedlund J, et al. Effects of a large-scale intervention with influenza and 23-valent pneumococcal vaccines in adults aged 65 years or older : a prospective study. Lancet 2001 ; 357 : 1008-1011

嚥下に有用な代表的な薬剤と注意点

　嚥下・咳反射の減弱にはACE阻害剤、アマンタジン、シロスタゾール。唾液分泌の減少に関してはセビメリン、麦門冬湯。胃食道逆流症にはプロトンポンプ阻害薬、消化管蠕動促進薬らに加え血小板凝固抑制剤の使用がすすめられていますが、咳反射の誘発時に苦痛を感じさせてしまうこともあり適切な使用が必要です。

　慢性気道炎症に伴う感覚低下改善のための抗炎症剤や、呼吸機能改善目的のための気管支拡張剤、誤嚥物排出の補助としての気道粘膜保護材などを使用します。

　多くの嚥下障がい患者は耐性菌の保菌状態であり、常時培養による保菌状態を評価しておくことも有効なことがあります。

---

① **ACE阻害剤**
　咳代償にて誤嚥性肺炎の予防効果が報告されるが、咳嗽回数の増加による不快感・疲労感に注意する。

② **シンメトレル**
　誤嚥性肺炎予防効果が報告されるが、薬剤保険適応、有効性に注意する。

③ **胃酸抑制剤**
　胃酸逆流による誤嚥性肺疾患の軽症化を導くが、胃内の細菌繁殖を招くことに注意する。

④ **抗生剤**
　耐性菌の問題、誤嚥性肺炎の原因菌の変化による適切な抗生剤の変化に注意する。

⑤ **腸管運動賦活剤**
　逆流性誤嚥の予防に役立つが有効性が低い症例も多い。

⑥ **ステロイド**
　易感染性、筋肉の委縮による嚥下力の低下に注意する。

⑦ **気管支拡張剤**
　対象に高齢者が多く、末梢神経障害、振戦、食欲不振に注意する。

Ⅲ─［実践編］包括的呼吸嚥下リハビリテーション

咳と薬の関係

　咳反射は嚥下反射と同じく、誤嚥を防御する重要な役割を担っています。嚥下と咳の反射を司っている神経伝達物質は、ドパミンとサブスタンス P と呼ばれるものです。ドパミンは黒質線条体でつくられ、サブスタンス P の合成を促進します。

　脳血管障害症例を中心に、咳反射の弱まった方に ACE 阻害剤、アマンタジンなどの薬剤や、唐辛子（カプサイシン）、葉酸等によりドパミン、サブスタンス P を増やす、あるいは分解を抑制することで、嚥下反射を起こしやすく、誤嚥時の咳を誘発することから、気道に入った異物を排出しやすくなり、誤嚥性肺炎の発生を減らすとされます。

　一方で、呼吸器内科をしていると年に何人か、呼吸器疾患はないが慢性咳嗽が続き受診された方の症状が、ACE 阻害剤の中止によって改善されることがあります。

　咳が1ヵ月以上継続すると、半数近くの方は一時的なうつ症状を呈することもあるため、本人の苦痛と必要度に合わせて、薬の調節が必要となることを覚えておいてくださいね。

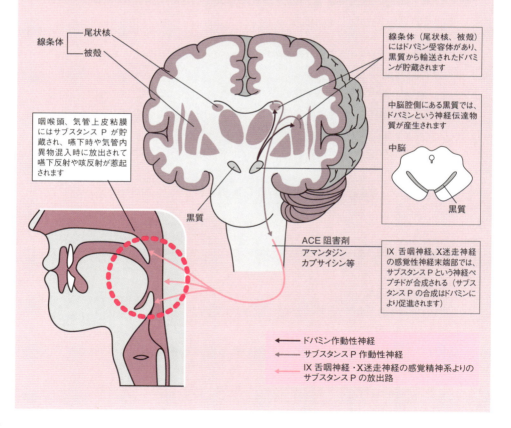

服薬法の基本指導

下記のように服薬指導をするようにしています。

集中できる環境を整える（テレビを見たり話しかけない、食事が目に入るように）	食事時の姿勢をとらせる（その人ごとの安定肢位で）	声掛けや顔を拭いたりして、覚醒状態を改善する	服用前に口腔内清掃を行う
嚥下体操や会話で口喉の動きをよくする	必要に応じて粉砕や簡易懸濁化、溶かす、オブラートやゼリーで包むのいずれかを選択する（※粉砕化することで効き目や味が変わる薬があります）		食事中に飲んでもよい薬は、食事のはじめに内服（確実な服薬のため）
義歯が合ってない場合、粉薬は義歯を外して介助	飲み込む瞬間、頸部屈曲（顎引き位）を取らせる	むせたら咳と発声を複数回促し（場合によっては呼吸介助）排出させる	服薬後の評価（口腔内残薬の有無）の確認を行う

［簡易懸濁法］
経管栄養の患者さんには、錠剤やカプセルを粉砕・開封せずに温湯に入れ、崩壊・懸濁させて経管投与する「簡易懸濁法」を行っています。薬の安定性が投与直前まで保持できることや、投与できる薬品数が多くなることで治療の幅が広がるなどのメリットがあります。

- 1回分の薬（錠剤・カプセル）をそのままの状態で、水平瓶等に入れる（フィルムコーティング錠等ではそのままの状態で溶け切らないものがあるので、叩いて亀裂を生じさせてから入れる）

↓

- 約55℃の温湯を20ml加えて10分放置した後、蓋に注入器を装着、薬液を吸い取る（注射器で作る場合は放置・崩壊を確認）

↓

- 経管投与する

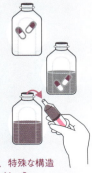

 ※注意※ 胃ではなく腸で溶ける薬や、ゆっくり吸収されて長時間作用が持続する薬など、特殊な構造のため簡易懸濁法に適さない薬もあります。医師や薬剤師の指導のもとで行いましょう。

参）監：藤島一郎，編：倉田なおみ，内服薬　経管投与ハンドブック 第3版 - 簡易懸濁法可能医薬品一覧 -，株式会社じほう

Ⅲ［実践編］包括的呼吸嚥下リハビリテーション

三次予防（重度化予防）③終末期ケア

終末期ケア
（ターミナル）

　機能障害が進み経口栄養困難となる重症から、終末期の段階の対応を迫られることが多くみられます。誤嚥ケア・リハビリテーションは、早期の段階に今後の自己プラン決定、呼吸リハビリテーションを施行し、全身状態・呼吸機能の強化による免疫力や嚥下代償能力を強化します。

　嚥下障害の進行に伴い摂食時の息切れ、疲労感、低酸素血症をきたす前の中等症の段階より、嚥下体操、摂食方法、摂食内容の工夫を含む摂食嚥下リハビリテーションを速やかに施行します。重症から終末期の段階の指導内容に関しては早期の段階で決めた自己プラン（ライフプラン）を元に指導内容、摂食内容を調節し、排痰法を含む呼吸理学療法手技にて予後を改善させます。短期的なプランと長期的なプランを合わせて考え、継続できるプランを提供します。

ライフプランとしての対応

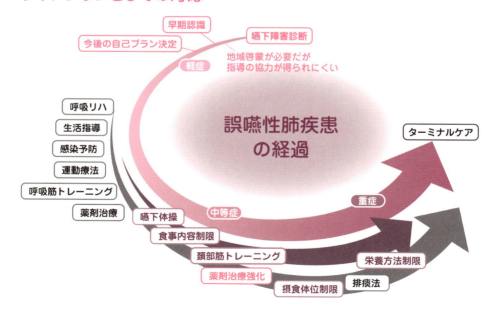

実際の臨床において、嚥下障害が問題とされ始める時期は、

①**十分なエネルギー経口摂取ができず、体重減少が明らかに進んでしまった時**
②**誤嚥性肺炎をきたした時**
③**窒息しかけた時**

の3つが多くみられます。

つまり、患者さんに栄養制限が必要な重症の段階で初めて摂食嚥下障害に気づき、真剣に考え始めるということになります。体重減少が明らかに進んだり、肺炎をきたしたときには一般的に呼吸および嚥下筋力も落ちており、さらに摂食嚥下能力が低下してしまいます。そのため、本来は早期の段階での予防的トレーニングや環境調節をすることが望ましいのです。

また、重症の段階では認知症や「周囲に迷惑をかけている」という本人の自覚があったりするなどで、本人の本来の希望を汲み取るのが難しいことがよくあります。そのため、軽症の段階もしくは健常時に、最後までの栄養摂取方法への希望を明確にしておくことが大切になります。

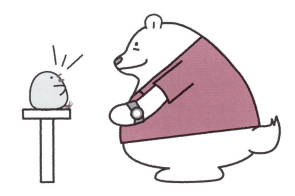

1人の方の人生の経過は、その方のものだけではなく、かかわりあう家族や友人、地域の方々、そして私たちにも深く関係します。そのため、本人の意思を尊重しながらも、かかわりあう方々の心情を踏まえた対応が必要となります。

　異論も多いと思いますが、残されるかかわった方々が悲しむこと、不安になることは、本人自身望まないことです。本人に望んだ生き方を選択しながら、かかわりあう方々が経過を受容し、不安をもたないように進めていくことが大切です。

　早期の段階から自覚し、かかわり合う人たちと共に、予防的運動や環境調整を行うことで、終末期における満足感が改善されてゆきます。

　そのためにも、できるだけ早い段階での認識と方針決定が必要となり、また、その経過において変更を繰り返しながら、皆が受容してゆくことになります。

　摂食嚥下障害は殆どの方が一生のうちに経験する経過です。摂食嚥下障害の認知も進んできました。食事を含んだ生き方に関して、家族で、友人で、地域で話し合うことが進むことが期待されます。

＊楽しく食べるということ＊

　苦痛なく➡栄養を摂れる➡おいしく➡楽しく➡かっこよく！　これが、食べるということに私たちが望んでいることだと思います。まず考えるのは"食事をする本人が苦しんでいないか"。苦しみながらご飯を食べるのは、誰だって嫌ですよね。私たちはまず初めに、それをどのように改善し、患者さんが苦痛なく栄養を摂っていくかの方法を検討します。ここまでが大前提です。

　それからは本人と一緒に「おいしく➡楽しく➡かっこよく！」を徐々に目指していきます。たとえ栄養を摂る能力をつけたとしても、おいしくない、つらいと感じるような食事からは、なかなか楽しみは生まれません。

　楽しく食べて生き続けていただくには、おいしく、楽しく、そしてかっこよく食事を摂っている姿を、自信をもって周囲に見せながら食べ続けていただきたいですね。

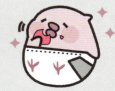

終末期の食事の切り替え
T-score（ターミナルスコア）

　井上式誤嚥性肺炎リスク評価表（i-EALD）の各項目において、食事を十分に摂ることが困難となり、お楽しみ摂食へと切り替える時の条件を評価すると、以下の6項目との関連が強いことがわかりました。患者さんの食事を制限するためというより、最後まで食べ続けるための指標としてご提案します。

　御本人が亡くなる何日前まで食事を楽しむのか、私たちは6項目中4項目の該当で注意をはじめ、5項目の時点で中止も考えることにしています。

終末期のお楽しみ摂食へ切り替える（T - score）

□口腔ケアを行っても改善が困難な口腔乾燥と口臭をもつ

□食後の明らかな口腔残渣が確認される

□ほぼ寝たきり、または起き上がることが困難

□明らかな体重減少の進行

□嚥下誘発が遅くなる（RSST2以下）

□食事中の明らかな呼吸パターンの変化

　リスクを考えると、この項目のうち1つ、2つ該当するだけでも食事中止となる方が多く見られます。残念なことです。私たちの看取った方々の消化管障害や意識障害がない方の食事中止時期は、亡くなる9日前後からお楽しみ摂食への切り替えになっています。

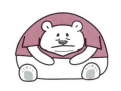

体験から

<u>クマの診察室は、変だ！</u>

　私のクリニックは14床の有床診療所で28室の高齢者住宅、リハセンターとデイケアを併設しています。以前は院長室があったのですが、いつの間にか職員の休憩室に変わり、ほぼ1日、院長室という名のCTとレントゲン室に隣接した診察室に缶詰めになっています。

　院長室には、たくさんのお寿司やラーメン、餃子、ケーキなどのマグネットがくっついていて、電気ポットだけではなく綿菓子機、パン焼き機、オーブンレンジ、冷蔵庫、炊飯器、ミキサーなどが転がっています。診察机には、吸引器にリップクリームや電気カミソリ、くし、保湿剤、マウスウォッシュ、歯ブラシ、お手拭きがそれぞれ複数置いてあります。ゼリーや栄養剤、お菓子、バナナも多数。それに加えて工具や紙おむつ、靴下、下着（患者さんが汚していた時に、すぐ使えるように）……いろいろ隠してあるので、スタッフからは「ドラ◯もんのポケットだ」といわれています。

　決して、自分で食べたり遊んだりするため（だけ）ではありません！　時たま食べにくるスタッフもいますが。

　時間に追われながらも、ジジババちゃんの顔や髪、唇や口の中をきれいにして、乾燥していたら保湿剤を塗り、場合によってはその場で作ったり加工して食べてもらいます。マグネットを見て好きな食べ物の話が弾むこともあったり、綿菓子は安全な嚥下食にもなります。

　胃ろう栄養で経口摂取困難なジジババちゃん、診察時、僕の目の前でだけは、大好きなバナナをほんの少しですが食べることができます。デイケアでは「明日はバナナの日や」「先生とあたしは一本のバナナを分け合って食べる仲や！」といってます。

　食堂やリビング、待合など施設各所のモニターが常時確認できるようになっており、食事やリハビリの最中の状態を確認しながら業務ができるようになっています。モニター上で危険を察知して対応を指示したこともよくあります。

　診察、評価用にいつも診察机の上には棒付きキャンディがありますが、僕が飴好きと思ったか、受診にくるといつもいくつか飴をポケットから出して僕にくれるジジババちゃんもいます。

　クリニック前の道端で春にはつくしを摘み、秋には山栗を拾い、クリニックの庭の畑でとれた芋などの野菜や果物を取り、時たま現れるサルと戦い、ウサギと戯れる平和な田舎の診察室です。

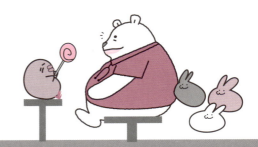

Ⅳ 代表的病態の経過と傾向

誤嚥は1つの症例で、誤嚥性肺炎はそれに起因した、いち合併症にすぎません。多くの病態が誤嚥、そして誤嚥性肺炎をきたします。その対処をするには、まず原因の病態を知ることが必要です。また、臨床では複数の病態の合併が多いということも、念頭に置く必要があります。

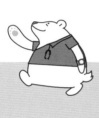

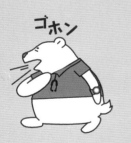

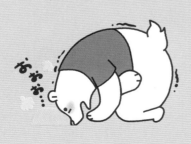

病態ごとの特徴

　Lunneyの4態とよばれる、亡くなるまでの特徴的な経過があります。嚥下障害も同様に異なったパターンの変化をとります。急な死亡においては嚥下障害は当てはまりませんが、残りの3態に加えて、比較的軽度の脳血管疾患（嚥下障害は1ヵ月以内に回復する場合が多い）のパターンを併せた下記の4態となります。
　これらを踏まえて、次ページからは各病態の身体の経過に伴った嚥下障害の経過や特徴等をいくつかかいつまみ示します。

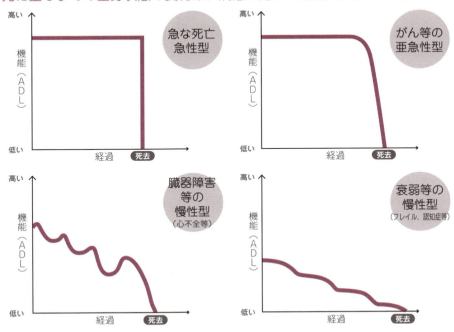

Lunney JR et al, Profiles of older medicare decedents, J Am Geriatr Soc, 2002: 50: 1108-12.

臨床では……

だからこそ、原因を考えよう！

　何年も嚥下障害に悩み続け相談に来てくれる方を診ていくなかで、つらくやるせない気持ちになる場面が時折あります。そのうちの一つが、摂食嚥下障害に対する対処指導はされているものの、症状の原因をはっきりとされず、改善が見られない状態で悩み続けている方に出会った時です。実際に診察してみると、その症状の原因が治療可能な副鼻腔炎や歯周病、呼吸器疾患、心疾患、アカラシアなどによるもので、治療改善が可能なこともあれば、気づいたときには進行した悪性腫瘍であることもあるのです。

　"何年もさまざまな医療機関に受診し、指導、治療されてきたものの「高齢だから」「自然の経過」と言われ、食事や環境調節、運動、体操、リハビリテーションを続けてきても、変わらず症状が継続する。そして私たちのところへ悩み相談に来られて調べてみると、初めて転移を伴う末期の悪性腫瘍があることがわかり……それによる反回神経まひや神経症状、気道食道圧迫により食べる時の違和感や、むせや咳、疲労感、炎症性の食欲低下や味覚障害が出ていた。"

　そんな患者さんを年に何人か経験します。初めて会って、これからおいしく、楽しく食べて生きていくために来てくれたのに、伝えなければいけない現実。多くの方は「悩み続けてきたのに……」「あちこちに相談してきたのに……」とショックを受けます。現実を受容する時間さえ十分にない病態の方もみえ、初めて会い、信頼関係が十分作れていない私たちも、最後まで十分にかかわることができず、悩みます。

　ある方は、遠方から来られて初診時に、肺尖部肺癌の胸部浸潤による声帯麻痺で遠隔転移もある状態。ご家族の方にその時点で予想される病名と予後を伝えました。本人の性格や人生をよく理解している家族は、本人への告知を希望され、病名告知をしました。本人は予後の告知も希望されましたが、私は本人には明確に伝えることがどうしてもできませんでした。自身の体の状態を知った患者さんは「何年も、大きな病院や専門の診察指導を受けつづけてきたのに！　昔の病気の影響や年齢だからといわれてきたのに！」と、パニック状態になるのをこらえながらつぶやきます。どのような形でも協力は惜しまないことを伝えましたが、その後、来院することはなく、1ヵ月ほど経ってから、家族さんより旅立たれたとの報告をもらいました。

　語弊があるかもしれませんが、摂食嚥下障害は一つの単なる症状です。食べにくい、飲み込みにくい、誤嚥をするのは、咳が出るなどと同じ単なる一症状です。たくさんの原因があります。また同じ症状でも、新たな原因が発生していることもあります。だからこそ、原因を考えて、治療対処をしてほしいのです！

① 脳血管疾患

脳血管障害症例に関しては特徴的な経過をたどります。大脳片側病変の3分の1において嚥下障害がでるものの、多くは数週間のうちに軽快し、慢性の嚥下障害に移行する方は数％しかいません。大脳両側病変においては仮性球麻痺をきたし、嚥下障害はほぼ必発するものの、4週間の経過にて3分の2は自然軽快します。

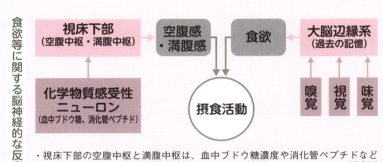

- 視床下部の空腹中枢と満腹中枢は、血中ブドウ糖濃度や消化管ペプチドなどの化学物質により化学物質感受性ニューロンが刺激されることにより摂食活動を調節している。
- 大脳辺縁系は、においや見た目、味覚などの感覚情報や過去の好ましい食べ物の記憶などにより摂食活動を調節しています。

② 認知症

認知症は、疾患により嚥下障害の症状が異なります。患者さんがどの疾患かを理解しないままの食事パターン再構築と継続は困難であり、食器・机・椅子を含めた環境調整が必要です。

食事パターンの失調により多量誤嚥、窒息をきたす可能性の高い病態ですので注意しましょう。

	発生率	萎縮部位	性差	障害特徴	病理	嚥下障害特徴
アルツハイマー型	50%	後頭葉/頭頂	女>男	記憶の障害	βアミロイド異常タンパク（老人斑）出現、変性神経線維が脳全体に蓄積	食器の使い方がわからない、口にため込む、正常食事パターンの消失、異食
レビー小体型	20%	全脳	女<男	感覚と行動の障害、パーキンソン症状	レビー小体異常タンパク蓄積、脳神経細胞減少。頭頂、側頭、後頭葉血流低下	食事に集中できない、症状の不安定性著明、視覚空間能力の障害
脳血管性	15%	局所	女<男	障害部位による	脳障害部位の神経細胞が減り脳萎縮	空間無視、失行、脳血管障害部位による特徴的な障害所見
前頭側頭型	5～10%	前頭葉/側頭葉	女=男	行動の障害、性格の変化	神経細胞内にピック球	汚い食べ方、偏食（特に甘味）、正常食事パターンの障害

③加齢・老衰

　加齢と共に肺炎全体に占める誤嚥性肺炎の割合は増加し、60歳を超えると過半数となります。歯の欠損や咀嚼機能の低下その原因の1つとして、緊張の低下、舌骨上や下筋群の筋繊維の萎縮、靭帯の緩みなどによる喉頭下垂（安静時の喉仏の位置が低下する）があります。喉頭の閉鎖が不十分で誤嚥しやすくなることや、咽頭収縮筋の低下による誤嚥も考えられます。

　加齢や老衰による変化は全期において身体機能の低下によるものであり、加齢単独だけでなく、他疾患の進行において影響していくことが多いです。

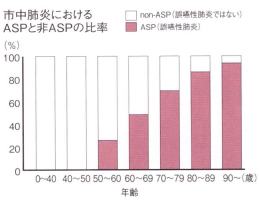

Teramoto S et al: Health-care-associated pneumonia is primarily due to aspiration pneumonia.Chst ; 136: 1702-1703. 2009

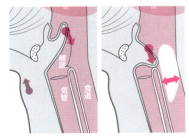

健常時は飲み込みの際に喉頭が挙上し、喉頭蓋が倒れて気道を閉鎖、食道入口部が拡張します。
老化や筋力の衰えによって、これらの働きが不十分になったりすると、食物が気道に入るリスクが高くなります。

嚥下食基本5期動作からみた各期のリスクや傾向について

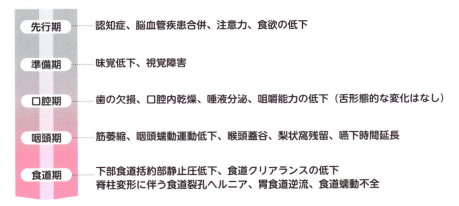

先行期	認知症、脳血管疾患合併、注意力、食欲の低下
準備期	味覚低下、視覚障害
口腔期	歯の欠損、口腔内乾燥、唾液分泌、咀嚼能力の低下（舌形態的な変化はなし）
咽頭期	筋萎縮、咽頭蠕動運動低下、喉頭蓋谷、梨状窩残留、嚥下時間延長
食道期	下部食道括約部静止圧低下、食道クリアランスの低下 脊柱変形に伴う食道裂孔ヘルニア、胃食道逆流、食道蠕動不全

④パーキンソン病

　パーキンソン病においては薬剤の効果が非常に強く、症別の on-off をふまえた十分な投薬加療と、ポジショニング、歩行訓練はパターン化すると歩行がスムーズになるのを目標に、摂食嚥下行為のテンポを形作り保つことが必要となります。

嚥下食基本 5 期動作からみた各期のリスクや傾向について

（身体症状）中脳黒質ドパミン作動性神経細胞変性、安静時振戦、筋固縮、無動（寡動）、姿勢反射障害

先行期	認知機能低下、精神症状、嗅覚障害、睡眠障害
準備期	開口不全、咀嚼低下、自律神経症状（食後低血圧）、治療薬副作用（唾液分泌消化管機能低下）
口腔期	食塊口腔内残留、舌機能低下、咀嚼不全、送り込み障害、嚥下関連筋力、嚥下圧、反射低下
咽頭期	頚部後屈、舌後部挙上、咽頭送り込み障害、喉頭蓋谷梨状陥凹残留
食道期	食道蠕動運動低下、姿勢保持不全（つかえ感・逆流）

⑤膠原病

　膠原病には多くの病気があり、それぞれが特徴的な病態を示します。個人差が大きいのですが、おもなものの各期別の特徴を示します。

嚥下食基本 5 期動作からみた各期のリスクや傾向について

先行期	多発性筋炎、筋力低下、リウマチ、痛み、強皮症、手指機能障害、姿勢保持・食事動作困難
準備期	サルコペニア、口唇閉鎖、咀嚼・食塊形成不全、生活機能の低下、口腔内環境の増悪
口腔期	舌萎縮、口腔内環境増悪炎症、食塊保持、送り込み機能低下、易疲労感
咽頭期	嚥下関連筋・肩頚部筋廃用萎縮、嚥下圧低下、咽頭残差、喉頭挙上障害、呼吸代償能力低下、食道入口部開大不全
食道期	強皮症などの半数以上は、食道下部蠕動運動低下、胃食道逆流症、逆流性食道炎、胸やけ、胸のつかえ、嚥下困難

⑥ COPD

COPDは呼気力の低下、肺過膨張に伴う咽喉頭の下側の牽引に伴う喉頭下垂（気管短縮）、慢性炎症に伴う脱水、低栄養、唾液減少により重度化時には嚥下障害を必発します。

嚥下食基本5期動作からみた各期のリスクや傾向について

期	リスク・傾向
先行期	易疲労感、食思不振、腹満、高炭酸ガス血症、低酸素血症
準備期	頻呼吸、口呼吸状態、慢性気道炎症、口腔乾燥、味覚障害、歯牙欠損
口腔期 / 咽頭期	送り込み圧・咽頭収縮圧低下、るいそうに伴う咽頭内腔拡大、頻呼吸に伴う食道入口部開大時間短縮、気管短縮に伴う嚥下運動量増加、咽頭残留、複数回嚥下、咳反射・呼気力低下
食道期	肺過膨張性食塊通過時、食道内圧の低下不全

⑦ 心不全

心不全による易疲労感だけでなく、薬剤性変化、心肥大に伴う消化管への影響が摂食嚥下障害を助長します。

嚥下食基本5期動作からみた各期のリスクや傾向について

期	リスク・傾向
先行期	易疲労感、食思不振、カテコラミン過剰分泌、酸素消費量の増加、末梢血管の収縮、基礎代謝亢進、二次性低栄養状態
準備期	歯牙欠損、舌運動低下、歯肉萎縮、電解質変異性食欲低下、口渇・食欲低下（β遮断薬、ジギタリス、利尿薬）
口腔期	舌運動低下、舌圧低下
咽頭期	運動耐容能の低下、嚥下関連筋力低下、咽頭内圧低下、食道入口部開大不全、球麻痺型嚥下障害
食道期	心拡大性食道圧排（食道内圧の変化）食道蠕動運動低下、消化管機能障害、胃食道逆流

⑧ 骨折・円背

骨折に伴う安静期間や ADL 期間の低下に円背に伴う臓器圧迫により摂食嚥下機能障害をきたします。胸椎の圧迫により、円背が進むことも多く、それによる胸腔体積の減少により肺野の縮小による呼気力低下、腹圧上昇に伴う食道裂孔ヘルニアや、胃食道逆流による誤嚥性肺炎をきたしやすくなります。

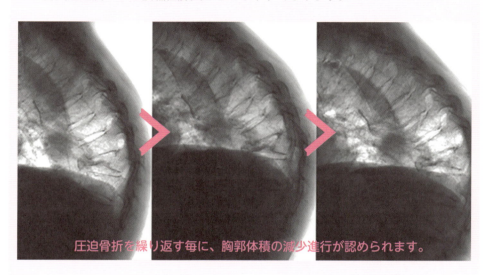

圧迫骨折を繰り返す毎に、胸郭体積の減少進行が認められます。

円背に伴う形態変化と二次的機能変化を表にしてみました

下顎後方偏移	喉頭入口部狭小化
舌骨後下方偏移	喉頭蓋翻転制限
後頚部筋の収縮	呼吸補助筋の抑制、頚部可動域制限・肋間開大抑制、胸壁可動性の低下、呼吸困難感・頻呼吸、呼気代償力の低下
骨盤後傾位	不安定座位、腹圧上昇、消化管運動抑制、排便困難の助長
脊柱の前傾	上腕での体位保持、摂食機能の低下、呼気代償力の低下

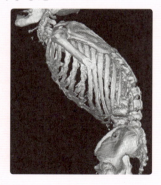

○頚椎変形：嚥下中の違和感を訴える方も多いものの、身体の低下に伴い急激に飲み込めず、喉がいつもゼロゼロという訴えの方に多く見られます。

○Forestier 病：高齢者などで頚椎前面の骨が異常増殖し喉頭蓋の閉鎖障害や食道入口部開大制限をきたす。重度症例には頚椎前方固定アプローチにて骨突出部を切除します。

⑨ 胃食道逆流症（GERD）

GERDは食事外の逆流による誤嚥により誤嚥性肺炎をきたすことが多く、食事中の誤嚥所見が認められないものの、肺炎をきたすことが多くみられます。円背との合併による増悪も多いため、対応として腸管の動きを良好に保つことが必要となります。普段からの排便ケアが大切です。口腔内pH測定による唾液量は十分あるものの、酸性化していたりします。

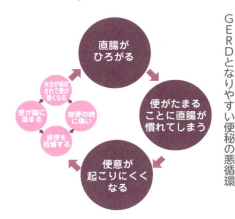

GERDとなりやすい便秘の悪循環

⑩ 筋萎縮性側索硬化症（ALS）

ALS症例においては、運動ニューロン中心の障害であり、感覚は味覚・嗅覚を含め残存し、意識も最後まで保たれます。現在はその経過において気切、人工呼吸器、胃ろうなどの開始時期は明確に示されています。本人の希望と運動状態との隔たりが大きくなりますが、（他の病態もそうですが）極力本人の希望を汲み取り、食事を楽しんでゆくことが大切です。

嚥下食基本5期動作からみた各期のリスクや傾向について

（身体症状）運動性ニューロン（脊髄前角・錐体路側索）脳神経核（Ⅸ〜Ⅻ）変性、全身の筋力低下、筋萎縮球麻痺、呼吸筋麻痺、原則運動麻痺のみ（感覚保持）

期	内容
先行期	（前頭側頭葉の萎縮）（認知機能の低下）
準備期	口唇閉鎖不全、咀嚼低下、唾液分泌亢進
口腔期	内舌筋線維萎縮、舌機能低下、咀嚼筋群麻痺、咀嚼不全、下顎・頬筋力低下 食塊保持不全、送り込み障害
咽頭期	舌下・舌咽神経麻痺、筋力低下、鼻咽腔閉鎖不全、 喉頭挙上不全、喉頭閉鎖不全、嚥下圧低下、鼻腔逆流、咽頭残留、気道侵入
食道期	食道入口部開大持続時間短縮、食道入口部開大不全

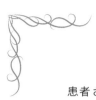
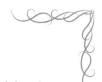

大切な人はやっぱり大事！

　患者さんに嚥下障害が出て、口からごはんを食べられなくなったらどうしますか？　自身が嚥下障害による誤嚥性肺炎を繰り返すとき、みなさんはどんな選択をするでしょうか。経管栄養や点滴を希望しますか？　または、誤嚥防止術を受けますか？　それとも、食べられるだけ食べて生きることを望むでしょうか。
　では、家族や両親など、大切な人が上記の状態となった時には、みなさんはどの選択肢を望むでしょう。

　実は私は、交通障害後遺症に軽い脳血管障害と持病を持っています。移動はロフストランド杖と電動車いすを使い、嚥下障害があります。そのため、教育指導するときには、私自身の生 VF、VE を自分でやりながら説明しています。
　聴診の講義では誤嚥の聴診音を、誤嚥した時の声の変化とその後の呼気介助の方法を自己実践して皆さんに体験してもらっています（時たま、調子に乗りやりすぎて胸が痛くなることもありますが……）。
　そして実は、2度誤嚥性肺炎の経験があります。調子に乗ってお茶漬けやラーメンをすするとむせ続けることもよくあります。今はずいぶん改善してきましたが、自分自身に誤嚥時の対処法や、呼吸法、咳介助などをすることがよくあります。食べることが大好きで、自由に食べ続けることを選び続けてきました。

　でも、これが自分の大切な人にだったらどうでしょう。

　患者さんの家族と医療介護関係多職種に、誤嚥性肺炎を繰り返し経口摂取困難になった時の栄養摂取方法にどれを選ぶかアンケートを取ったことがあります。結果は、摂食嚥下障害により深くかかわる方ほど、最後まで経口摂取を選ぶ方が多いものの、自分の大切な方には経管栄養を選ぶという結果でした。大切な人はやっぱり大事なんですね。自分の大切な人には自分の人生をどうしたいか、何を幸せと思っているか。どう選択してもらうのが幸せなのか伝えておきましょう。

V 症例と i-EALD、包括的呼吸嚥下リハ

リスクを踏まえて誤嚥性肺炎に臨むということは
「高リスクだから食べない」
「かかわりを持たない」ということではありません。
リスクを踏まえながらの実際のかかわり方を、
この項では症例を通じて述べてゆきます。

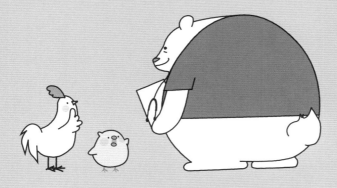

包括的呼吸嚥下リハと i-EALD

　私たちは毎年20〜50名の看取りを行いますが、そのうちの51.5％程度が生活の中で誤嚥性肺炎を患っています。頻回に誤嚥性肺炎をきたす方も多いものの、誤嚥性肺炎を直接の原因として亡くなる方は、実は全体の12.3％程度です。皆さんは、この結果を「多い」と思うでしょうか、それとも「少ない」と思われるでしょうか。私たちは呼吸不全・嚥下障害の方中心のクリニックで、難治性の誤嚥性肺炎や衰弱で紹介される方が多いため、そう考えると、すごく少ないように感じます。

　誤嚥性肺炎は重要な疾患です。しかし、誤嚥性肺炎そのものだけでは、死因には直接関係しないことも多い疾患です。なぜかというと、患者さんそれぞれの心身の状態、口腔、生活環境や年齢等、さまざまな要因が重なることで、死へとつながっていくからです。そのため私たちは、患者さんの病態がどのように変化していくのかを知り、「包括的呼吸嚥下リハビリテーション」を行い、患者さんにかかわるさまざまな職種の方と総力を上げて、楽しく生きることのサポートを行っています。

　「包括的呼吸嚥下リハビリテーション」と、前述の井上式誤嚥性肺炎リスク評価表（i-EALD）は、密接に連動しています。i-EALDの各項目において、いずれの所見と項目も包括的呼吸嚥下リハビリテーションの8項目に関係しているためです。

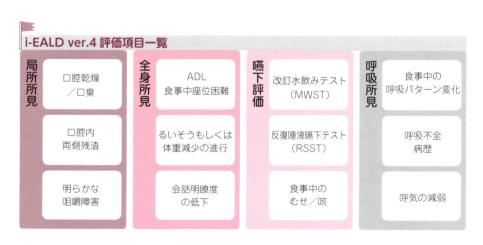

また、i-EALD の各項目は生存平均期間を評価しているため、各項目の改善は生存期間の延長に直接つながります。

　そこで、患者さんに関わるさまざまな職種における、包括的呼吸嚥下リハビリテーションの各項目のおもな内容を挙げてみました。

生活指導
○本人および周囲（介護者や関係医療介護福祉職）に対する、現状の説明と理解を進める
○自己および周囲の協力で可能な一般的口腔ケア
○ワクチン療法
○毎日の体温測定（できれば朝夕）、食事状態（かかる時間、疲労感、摂食量）の記録指導
○医療機関への報告、相談、受診時の基準の明示

予防・啓発
○関係する医療介護福祉関係職への連絡周知
○口腔環境保持
○ロコモ、サルコペニア予防
○感染予防指導
○地域啓発（摂食嚥下障害の減少と基本的対応に関する周囲への周知）

呼吸理学療法
○呼吸法、呼吸体操指導
○呼気訓練、吸気訓練
○ADL訓練
○コンディショニング（食事中の呼吸状態の安定、改善）（苦痛を伴う場合は除痛、除苦処置）（誤嚥、窒息時の誤嚥物の排出）

栄養療法
○必要栄養量の推測評価
○栄養状態の継続評価と指導内容変更
○栄養投与方法の変更
○不足栄養補助方法の選択
○個人の人生嗜好に合わせた食事内容の選択

食事環境指導
○食事に集中しやすい環境の提案
○見守り、食事介助の必要性の判断と指導
○ポジショニング調節
○福祉用具の選定（在宅の場合、配食サービス対応可能な内容の確認と情報提供）

摂食嚥下リハ
○直接訓練・間接訓練
○発声訓練
○食事関連器具使用訓練
○一般的、専門的口腔ケア

薬剤療法
○投薬方法の変更
○現病治療内容の変更
○呼吸補助のための投薬変更
○咳反射改善のための投薬変更（苦痛を伴う場合、苦痛を取り食事に集中するための投薬変更）

終末期ケア
○除痛、除苦
○本人の人生、関係者の思いの聴取
○早期の段階の食事内容を含んだ人生の希望の確認
○栄養摂取から楽しみ摂食への切り替え
○最後の食事の方針考察
○本人と家族の最後の望みをできるだけかなえる
○最後までかかわり続ける

［食べるのを中止する］ための評価にNO！

　i-EALDは確かにリスクを評価・予想する評価表ですが、結果が高リスクだからといって、即・直接食事中止につなげるための評価ではないということを、覚えておいてください。

　次ページからの症例提示で示しますが、大切なことは、患者さんをi-EALDでリスク評価と予後予測を行い、包括的呼吸嚥下リハビリテーションにおける対応可能な内容を提案・相談・施行し続けること。経時的にi-EALDの評価を行い、チーム間でリスクの変化を共有し、予後予測の変化を指導へのモチベーションへ生かし、ターミナルScoreにおけるリスク上昇を踏まえ、楽しみ摂取への変更の時期を想定し、最後の満足な人生と最後の食事へ向けて最後までかかわり続ける。i-EALDは、そのためのツールなのです。

　現在評価表の見直しを進めていますが、これまでのver.1～4で推し進めてきた事項を踏まえ、終末期までを含んだ人生における誤嚥性肺炎の関与を予測し具体的な指導内容変更を含めた評価表（ver.5）となるように修正を行っています。

i-EALD ver.1	誤嚥性肺炎は全身疾患であり、局所評価だけでなく全身評価が必要なことを提示。
i-EALD ver.2	かかわりあうスタッフ間での共通リスク認識を推進。施設、在宅、家人などのかかわるスタッフ間に具体的なリスクの理解が進む。
i-EALD ver.3	誤嚥性肺炎のリスクをもとに、評価や受診の間隔と頻度の目安を明示し効果的な指導を推進。再診率と生存率の改善、効率的な外来およびリハビリ運営が可能となる。
i-EALD ver.4	誤嚥性肺炎だけでなく窒息のリスクと生存期間を示し、具体的な予後・予測例に基づいた指導が可能に。
i-EALD ver.5 （修正中）	終末期までを含んだ、人生における誤嚥性肺炎の関与を予測し具体的な指導内容変更を含めるよう調整。

　実際に私たちがかかわってきた方々は、誤嚥性肺炎を繰り返しながらも、人生を楽しんで過ごされる方がほとんどでした。定期的に評価を行い、患者さんの変化を捉え、その時に何ができるかを考える機会にしていただきたいです。ここからは、そんな患者さんたちの人生の一部をご紹介します。

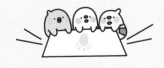

症例報告
①パーキンソン病

　パーキンソン病にて入院療養中の胃ろう栄養症例の摂食目的に外来を紹介され、当院での付属施設（高齢者用住宅）での在宅指導を行った方です。進行してゆく難病の経過と廃用の合併にて、病態が投薬調節により改善可能であるか、廃用が影響を与えていないかの判断が必要とされます。

主病名　パーキンソン病、摂食嚥下障害、尿閉。
主訴　ADL低下、胃ろう栄養状態、発声困難、経口摂食希望
患者　リクライニング車いすで外来受診した80代女性。身長165cm体重48kg、会話は不可。
状態　胃ろう栄養。仮面様顔貌、振戦・固縮・動作緩慢・姿勢反射障害・精神症状あり。H&Yahr stage 5。複数回の誤嚥性肺炎の経過あり。口腔内は清潔、乾燥強、とろみ試験摂食後、口腔内の残渣は無、口腔内pH=5.4。体重は安定している。くしゃみ誘発時大きなくしゃみをする。大きな声で唸り声を断続的につづけている。バルーン挿入、おむつ。30秒間で2回飲み込むが連続しての継続は不可能。水を飲むとむせが激しい。とろみ水でむせはなし。頸部胸部聴診法で呼吸パターンの明らかな変化が確認される。

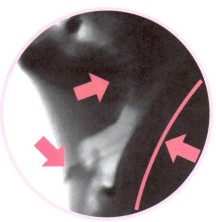

VFの画像を見ると、頸部伸展で固定され、舌根が沈下し、喉頭が極度に低下していることがわかります。

i-EALD ver.4 初期評価

※赤字＝高リスク判定、黒字＝低リスク判定

局所所見	全身所見	嚥下評価	呼吸所見
口腔乾燥／口臭	ADL食事中座位困難	改訂水飲みテスト（MWST）	食事中の呼吸パターン変化
口腔内両側残渣	るいそうもしくは体重減少の進行	反復唾液嚥下テスト（RSST）	呼吸不全病歴
明らかな咀嚼障害	会話明瞭度の低下	食事中のむせ／咳	呼気の減弱

i-EALD ver.4に病態を当てはめると、F3・G3・D3・R2＝トータル11/12で高リスク症例と判断されます（赤字部分は、各項目で高リスクと判定された箇所です）。平均予後として400日前後が予想されますが、口腔内乾燥／口臭が見られるため、状態が継続すると250日余りの予後となる可能性があります。

口腔咽頭期の送り込み障害と食道入口部開大不全、中とろみの多量誤嚥（30%以上）が確認されました。開口状態で口呼吸を継続するベッド上での体転不能な状態です。胸部 CT においても下側肺障害が確認され、車いすでの座位保持時間が短かったことが想像できます。

「進行性疾患で誤嚥性肺炎高リスク症例だから、経口摂取不可として経過を見る」ではなく「患者と家族の希望だから、その通りに（むやみに）食べさせる」でもありません。年に複数回の誤嚥性肺炎をきたし、予後 400 日程度と予測される方の残された時間に、どのように楽しんで生きていただくかを考えます。基本的な経口手段の判定においては間接訓練が適当となります。

高リスクですから、まずは迅速に改善を進めなければいけません。包括的呼吸嚥下リハビリテーションにおいては、それぞれ特に下記を行っていきました。

（初期評価時）包括的呼吸嚥下リハビリテーション

一次予防

生活指導
- ○本人および周囲（介護者や関係医療介護福祉職）に対する、現状説明と理解促進
- ○自己および周囲の協力で可能な一般的口腔ケア
- ○毎週の外来受診、リハビリテーションによる医療管理

予防啓発
- ○関係する医療介護福祉関係職への連絡・周知

二次予防

運動療法（呼吸理学療法）
- ○ADL 訓練（座位および頚部の緊張改善）
- ○コンディショニング（食事中の呼吸状態の安定、改善）

栄養療法
- ○必要栄養量の推測評価に基づく栄養および水分摂取量の増量

食事環境調節
- ○ポジショニング調節
- ○福祉用具の選定（車いす変更、ティルトリクライニング）

三次予防

薬剤療法
- ○現病治療内容の変更（抗 PD 病薬の変更）
- ○呼吸補助のための投薬変更（気管支拡張剤の追加）

摂食嚥下リハビリ
- ○発声訓練
- ○ICT（氷片嚥下訓練）
- ○一般的、専門的口腔ケア

ターミナルケア
- ○本人の人生、関係者の思いの聴取
- ○早期の段階の食事内容を含んだ人生の希望の確認（夫婦で仲良く過ごす時間を作りたい）
- ○最後の食事の方針考察（胃ろうを併用しながら最後まで経口摂取してほしい）

かかわり後半年（右写真）の症例の経過においては、誤嚥性肺炎を1度きたし点滴加療を行っていますが、早期発見・早期リハビリテーション導入により機能は改善されます。

頸部の緊張も取れ、閉口を維持するようになり座位も安定され上肢の可動性も改善します。包括的呼吸嚥下リハビリテーションにおいては、改めてi-EALDver.4の評価を行い、全体でかかわり方を下記のように再検討しました。

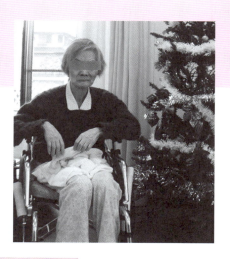

（再評価時／半年経過）包括的呼吸嚥下リハビリテーション

一次予防

- 生活指導
  - ○本人および周囲（介護者や関係医療介護福祉職）に対する、現状の説明と理解を進める
  - ○自己一般的な口腔ケア
  - ○医療機関への報告、相談、受診時の基準の明示

- 予防啓発
  - ○関係する医療介護福祉関係職への連絡・周知

二次予防

- 運動療法（呼吸理学療法）
  - ○呼吸法、呼吸体操指導
  - ○呼気訓練、吸気訓練
  - ○ADL訓練

- 栄養療法
  - ○栄養状態の継続評価
  - ○個人の人生嗜好に合わせた食事内容の選択

- 食事環境調節
  - ○食事時見守りの継続
  - ○ポジショニング調節
  - ○福祉用具の選定（通常自走型車いすへ）

三次予防

- 薬剤療法
  - ○現病治療内容の調節

- 摂食嚥下リハビリ
  - ○発声訓練
  - ○食事関連器具使用訓練
  - ○一般的、専門的口腔ケアの継続

- ターミナルケア
  - ○本人と家族の最後の望みをできるだけかなえる
  - ○最後までかかわり続ける

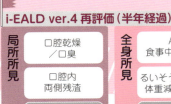
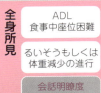
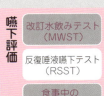
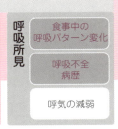

かかわりから半年後、症例を i-EALD ver.4 に病態を当てはめると、F1・G1・D2・R2＝トータル 6/12 で中リスク症例と判断され、1000 日余りの予後が期待されるようになりました。その経過において直接訓練、お楽しみ摂食、ゼリー食へと経口摂取も進みます。

かかわりから 1 年近くの経過を経て、症例は発声も得られるようになり、毎月行っているボランティア外出でも、うなぎ屋で食事を楽しめるようになりました（ごはんは酵素がゆ、ウナギは細かくして）。また、毎月の施設のイベントでも夫婦仲良く過ごす姿が見られるようになりました。

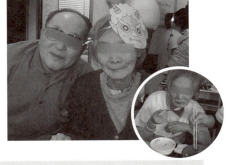

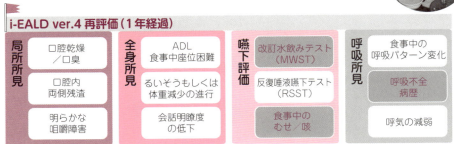

i-EALD ver.4 に病態を当てはめると F0・G0・D2・R1＝トータル 3/12　中リスク症例ながら明らかな改善が見られます。水分中とろみ、ソフト食全粥とろみの摂取での維持リハビリテーションへと移行します。

　その後 2 年経過のうちに点滴加療が必要な誤嚥性肺炎 3 回、胃腸炎、膀胱炎 2 回、潰瘍による胃ろう部よりの多量出血などを経て、段階的に衰弱しパーキンソンの増悪にて死去されます。その折には、ターミナルケア項目の「除痛」「除苦」「本人の人生」「関係者の思いの聴取」に基づいた、栄養摂取から楽しみ摂食への切り替えへとつなげて、最後までかかわり続けていきます。最後の経口摂取は、診察時に私が介助したとろみ付きのオレンジジュースでした。

症例報告
②脳血管疾患

　両側の脳梗塞を繰り返し、長期の在宅療養ののち、衰弱、誤嚥性肺炎を繰り返し意識障害を伴ってきた在宅訪問診療の方です。家族の協力が非常に行き届いており一般的口腔ケア、生活環境調節等が完璧なまでに行われていたため、快適な在宅生活を過ごされていました。

　終末期ともいえる状態でしたが、訪問リハビリテーション指導による体幹筋強化がいくらか見られ、ICT刺激による嚥下反射も弱いながらも見られたことや、家族の希望もあり、私のクリニック附属施設に入居のうえ、治療を行うことになりました。

主病名　両側脳梗塞　胃癌術後
主訴　傾眠、意識レベルの低下。月に半分ほど夜間の高熱が続く。家人は在宅看取りを考えるが、回復する可能性があれば治療をしてほしいと希望
患者　80代女性、身長155cm体重43kg、傾眠、会話不可能
状態　口腔内は清潔、湿潤、pH=4.2。経鼻胃管栄養摂取、体重は安定している、呼気不可能、おむつ、全介助、日常生活自立度はC2。30秒間に2回飲み込み、水、とろみ水でもむせる。フードテストで口腔内両側残渣。頚部胸部聴診法で呼吸パターンの変化、呼吸雑音の発生確認される。

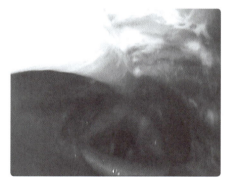
VEにおいては栄養剤の咽頭までの継続した逆流が確認されました。

i-EALD ver.4 初期評価

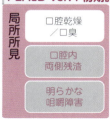
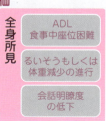
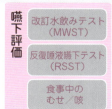
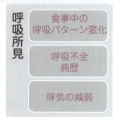

i-EALD ver.4に病態を当てはめると、F2・G3・D3・R3＝トータル11/12で高リスク症例と判断され平均予後として400日前後が予想されます。呼気の減弱も認められるため300日程度の予後の可能性があり、意識障害継続した発熱があるため急変の可能性が高い状態です。

嚥下内視鏡検査において栄養剤の咽頭までの継続した逆流が確認され、CT画像所見ではびまん性誤嚥性細気管支炎（DAB）所見と下側肺障害両背側の浸潤陰影（垂れ込み型の誤嚥性肺炎像）が確認されました。

　早急な対応が必要であり、まず、覚醒度の改善、逆流防止を進める必要があり、包括的呼吸嚥下リハビリテーションにおいては、まず下記のかかわりを中心に各職種が連携して対応していきました。

（初期評価時）包括的呼吸嚥下リハビリテーション

一次予防

生活指導
○本人および周囲（介護者や関係医療介護福祉職）に対する、現状の説明と理解を進める
○毎週の受診とリハビリテーションによる医療管理

予防啓発
○関係する医療介護福祉関係職への連絡・周知

二次予防

運動療法（呼吸理学療法）
○ADL訓練（座位訓練、離床を進める）
○コンディショニング（食事中の呼吸状態の安定、改善）
○他動的呼気訓練（シルベスター法、呼吸介助）

食事環境調節
○ポジショニング調節（座位訓練）
○福祉用具の選定（ティルトリクライニング）

栄養療法
○必要栄養量の推測評価
○栄養状態の継続評価と経管栄養の継続（逆流防止のために、これまでより栄養注入速度をゆるめ、経管栄養管の先端位置を調節する）

三次予防

薬剤療法
○現病治療内容の変更（消化管運動賦活剤の追加）
○呼吸補助のための投薬変更（気管支拡張剤の追加）

摂食嚥下リハビリ
○発声訓練
○一般的、専門的口腔ケア

ターミナルケア
○本人の人生、関係者の思いの聴取
○早期の段階の食事内容を含んだ人生の希望の確認
○最後の食事の方針考察（食べるのが好きな人だった、経管栄養になったが本当は最後まで食べさせたい）
○本人と家族の最後の望みをできるだけかなえる（一緒に出掛けて食事をしたい）
○最後までかかわり続ける

かかわり後半年の経過において誤嚥性肺炎を2回きたし点滴加療を行っていますが、早期発見・早期リハビリテーション導入により機能は改善されます。当初、長期間の経管栄養の経過も有り、口腔内の異常感覚と異物防御反射が見られたことから、外来にて粘り強く脱感作を継続し、2ヵ月ほどで棒付きキャンディを舐めることができるようになりました。その後直接訓練、お楽しみ摂食へとすすみます。

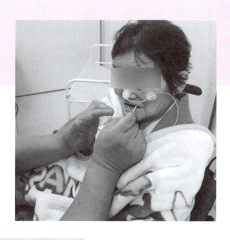

（再評価時／半年経過）包括的呼吸嚥下リハビリテーション

一次予防

- 生活指導
  - ○本人および周囲（介護者や関係医療介護福祉職）に対する、現状の説明と理解を進める
  - ○自己で可能な一般的口腔ケア
- 予防啓発
  - ○関係する医療介護福祉関係職への連絡・周知

二次予防

- 運動療法（呼吸理学療法）
  - ○呼吸法、呼吸体操指導
  - ○呼気訓練、吸気訓練
  - ○ADL訓練（端座位立位訓練）
- 栄養療法
  - ○栄養状態の継続評価と指導内容変更
  - ○栄養投与方法の変更（経管栄養とお楽しみ摂食の併用）
- 食事環境調節
  - ○食事に集中しやすい環境の提案
  - ○食事介助での毎食のお楽しみ摂食
  - ○福祉用具の選定（自走車いすの選択）

三次予防

- 薬剤療法
  - ○投薬方法の変更
  - ○現病治療内容の変更（腸管運動賦活剤の継続と排便調節の強化、脳代謝改善薬の追加）
  - ○呼吸補助のための投薬変更（気管支拡張剤の継続）
- 摂食嚥下リハビリ
  - ○直接訓練・間接訓練
  - ○発声訓練
  - ○食事関連器具使用訓練（スプーンの選択）
  - ○一般的、専門的口腔ケア
- ターミナルケア
  - ○本人の人生、関係者の思いの聴取
  - ○早期の段階の食事内容を含んだ人生の希望の確認
  - ○最後の食事の方針考察
  - ○本人と家族の最後の望みをできるだけかなえる

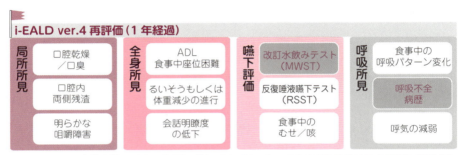

i-EALD ver.4 に病態を当てはめると、F1・G0・D2・R2＝トータル 5/12 の中リスク症例と判断され、1000 日余りの予後が期待されるようになりました。

　かかわり後 1 年の経過においては誤嚥性肺炎を 1 回きたし、点滴加療を行っていますが、早期発見・早期リハビリテーション導入により機能は改善されます。

i-EALD ver.4 に病態を当てはめると F0・G0・D1・R1＝トータル 2/12 の低リスク症例と判断され、1300 日余りの予後が期待されるようになりました。ゼリー食、ソフト食へと経口摂取も進み、経管栄養より離脱、機能維持リハビリテーションへ変更となります。

　当初なかった食欲も、隣の方の海老天を奪い取るほどに旺盛になりました（本来危険行為ですが、それよりも食欲が出てきたことがうれしかった覚えがあります）。

　活動性の改善により、歩行をしようとして転倒、大腿骨頚部骨折をきたされましたが、保存療法を選択され、2 年半の経過において肺炎発症 4 回を経験し、毎月のボランティア、イベントにも参加され、元来の希望である親子での外出・食事も楽しまれて過ごされていました。亡くなる前日にもボランティア外出に参加、摂食会話し（食べる量は少なくなっていましたが）、老衰で眠るように亡くなられました。

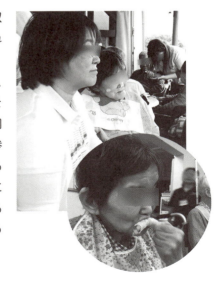

症例報告
③認知症

微熱を継続して衰弱し、老衰と診断され看取り目的に紹介転院されてきました。胃ろうを造設した状態で、数年来経口摂取をされていない90代の女性です。

主病名 老衰、衰弱

主訴 毎月、尿路感染、誤嚥性肺炎を繰り返す。呼名反応はあるが前医からは余命数ヵ月と説明。看取り目的紹介。

患者 90代女性、身長140cm体重34kg、呼名反応はあり、弱い、はい・いいえの返事はあり。

状態 口腔内は赤い匂いが強く乾燥している、胃ろう造設状態、pH=3.4以下。総義歯、開口状態で口呼吸。黄色喀痰あり、呼吸回数24回/分、聴診にて両側のコースクラックル聴取。体重は減少を続け、おむつ、日常生活自立度はC2。30秒間で1回飲み込み、水、とろみ水ではむせあり。フードテストでは多量の口腔内全体の残渣あり。頸部胸部聴診法で呼吸雑音の発生、呼吸パターンの明らかな変化を確認。

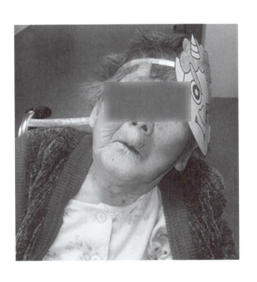

i-EALD ver.4 初期評価

局所所見	全身所見	嚥下評価	呼吸所見
口腔乾燥／口臭	ADL 食事中座位困難	改訂水飲みテスト（MWST）	食事中の呼吸パターン変化
口腔内両側残渣	るいそうもしくは体重減少の進行	反復唾液嚥下テスト（RSST）	呼吸不全病歴
明らかな咀嚼障害	会話明瞭度の低下	食事中のむせ／咳	呼気の減弱

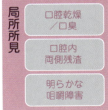
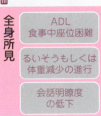
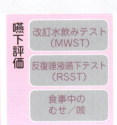
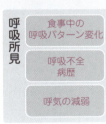

i-EALD ver.4に病態を当てはめるとF3・G3・D3・R3=トータル12/12の高リスク症例と判断され、トータルスコアでは400日前後の予後が予想されますが、意識障害や口腔内乾燥／口臭、呼気の減弱が見られることから、100日前後の予後の可能性も考えられ、継続した発熱があるため急変の可能性が高い状態です。まずは、基本的な経口手段の判定においては間接訓練が適当となります。

CTでは、多発性胸椎腰椎圧迫骨折、食道裂孔ヘルニア、多発性脳梗塞、心肥大、心嚢水、胸水が確認され、繰り返した陳旧性肺炎像と一部間質影を伴う下側肺障害を確認。意識障害があり、長期間臥床状態であったため、覚醒状態の改善を目指します。包括的呼吸嚥下リハビリテーションにおいては、まず下記のかかわりを中心に各職種が連携して対応していきました。

（初期評価時）包括的呼吸嚥下リハビリテーション

一次予防

生活指導
- 本人および周囲（介護者や関係医療介護福祉職）に対する、現状の説明と理解を進める
- 毎週の受診とリハビリテーションによる医療管理

予防啓発
- 関係する医療介護福祉関係職への連絡・周知

二次予防

運動療法（呼吸理学療法）
- ADL訓練（離床を進める刺激が入るように45度以上のギャッジアップを心掛ける）
- 他動的換気訓練（シルベスター法、呼吸介助）

栄養療法
- 必要栄養量の推測評価
- 栄養状態の継続評価と経管栄養の継続（逆流防止のために、半固形栄養へ変更）

食事環境調節
- 福祉用具の選定（ティルトリクライニング）

三次予防

薬剤療法
- 現病治療内容の変更（消化管運動賦活剤の追加排便コントロールの強化）
- 呼吸補助のための投薬変更（気管支拡張剤の追加）

摂食嚥下リハビリ
- 間接訓練
- 一般的、専門的口腔ケア

ターミナルケア
- 本人の人生、関係者の思いの聴取
- 早期の段階の食事内容を含んだ人生の希望の確認
- 最後の食事の方針考察（甘いものが好きで、にぎやかなところが好きで、近所の子どもたちにあんこを作って食べさせるのが好きだった）
- 本人と家族の最後の望みをできるだけかなえる（自分の墓等も準備したがっていた）
- 最後までかかわり続ける

　当初、毎日微熱で意識がなく、毎月2度は点滴抗生剤治療が必要な状態でした。覚醒状態の回復までは、3ヵ月間のかかわりが必要でした。その後も数ヵ月ごとの発熱はあるものの、口腔内脱感作そして食欲回復までには1年間の経過が必要となり、座位保持可能、会話可能と改善していました。

i-EALD ver.4 再評価（3ヵ月経過）

局所所見	全身所見	嚥下評価	呼吸所見
口腔乾燥／口臭	ADL 食事中座位困難	改訂水飲みテスト（MWST）	食事中の呼吸パターン変化
口腔内両側残渣	るいそうもしくは体重減少の進行	反復唾液嚥下テスト（RSST）	呼吸不全病歴
明らかな咀嚼障害	会話明瞭度の低下	食事中のむせ／咳	呼気の減弱

i-EALD ver.4 に病態を当てはめると F2・G1・D3・R2= トータル 8/12 と、高リスクではあるものの、初期と比べ改善が認められました。

（再評価時 /3 ヵ月経過）包括的呼吸嚥下リハビリテーション

一次予防

生活指導
○本人および周囲（介護者や関係医療介護福祉職）に対する、現状の説明と理解を進める
○自己で可能な一般的口腔ケア
○医療機関への報告、相談、受診時の基準の明示

予防啓発
○関係する医療介護福祉関係職への連絡・周知
○感染予防指導（尿路を含む身体清潔保持）

二次予防

運動療法（呼吸理学療法）
○呼吸法、呼吸体操指導
○呼気訓練、吸気訓練
○ ADL 訓練（端座位訓練）
○コンディショニング（食事中の呼吸状態の安定、改善）
○誤嚥時の誤嚥物の排出

栄養療法
○栄養状態の継続評価と指導内容変更
○個人の人生嗜好に合わせた食事内容の選択

食事環境調節
○見守り、食事介助の必要性の判断と指導
○ポジショニング調節
○福祉用具の選定（介助車いす）

三次予防

薬剤療法
○現病治療内容の変更
○呼吸補助のための投薬変更
○咳反射改善のための投薬変更

摂食嚥下リハビリ
○直接訓練・間接訓練
○発声訓練
○食事関連器具使用訓練
○一般的、専門的口腔ケア

ターミナルケア
○本人の人生、関係者の思いの聴取
○早期の段階の食事内容を含んだ人生の希望の確認
○最後の食事の方針考察
○本人と家族の最後の望みをできるだけかなえる
○最後までかかわり続ける

異常感覚や拒否反射が改善したものの、食欲が改善しない彼女へのファーストバイトの場に選んだのは、クリニックでの餅つき大会でした。地域の子どもたちも集まった時に、あんこをお箸で介助したのです。症例は「おいしい」との言葉から始まり、徐々に食欲も回復してゆきます。高リスクな状態は引き続き、400日前後の予後が予想されますが、経口摂取を進めていきます。その後誤嚥性肺炎をきたすことはなく、1年半の経過で経管栄養より離脱、維持リハビリテーション指導となります。

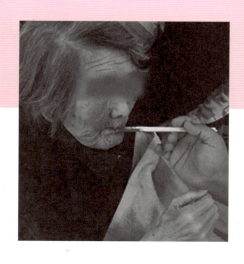

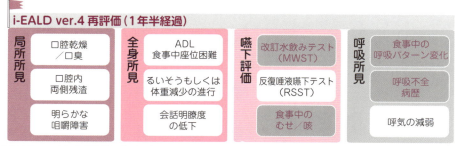

i-EALD ver.4に病態を当てはめるとF0・G0・D2・R2=トータル4/12と中リスク症例であり、1000日前後の予後も期待できるようになりました。

また、家族と共にお寺へ行き、お墓と葬式と遺言の準備をしました（お寺まで婦長と共に別の車でついてゆき、見守っていたのを覚えています）好きなお菓子をゆっくりと楽しみ、周りにプレゼントできるようにもなりました。

その後、2年半の経過で敗血症を2回繰り返したものの経口摂食を継続され、上部消化管出血で死去されました。

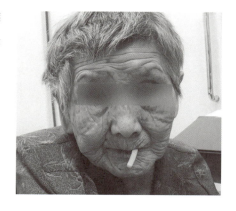

体験から

最後の時には何が食べたい？

「あなたは、人生最後の食事には何を食べたいですか？」

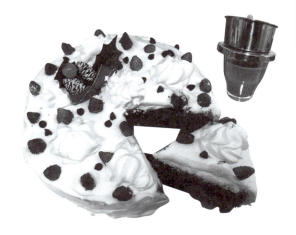

摂食嚥下に興味を持ち学びに来てくれる方によく聞きます。ステーキという人もいれば、天下○品のこってりラーメン、かつ丼、おにぎり、中には「母の餃子です」という返事も（愛されてますね）。

ぼくは、スイカ！　シャリシャリして、甘い赤いスイカです。たとえ食べにくくても、金谷節子先生においしいスイカゼリーの作り方を教えてもらっているので安心です（金谷先生は牡蠣とおっしゃってました）。

病棟でかかわっているジジババちゃんたちにも、よく聞きます。今食べることができない方にも聞きます。あの日に食べた黒糖棒、大好物のバナナ、都昆布、マグロ、思い出の焼きそば……みんな、大好きな食べ物から始まる、それをおいしく食べた人生の幸せな歴史を語り、とってもいい顔でしゃべってくれます。

食べるということは、本人の大切な思い出も一緒にいただいています。だからこそ、長期間食べることのできなかった方の最初の一口は思い出の味ではじめます。たとえば、前述の近所の子どもたちに鍋いっぱいのあんこを作って分けていたおばあちゃんへの最初の一口は、やはりあんこでした。

患者さんの最後までかかわることの多い私たちは、年間20〜50名の方の看取りを経験し、看取った方においては平均2年以上のかかわりを持っています。終末期に近づくと、診察しながら最後に食べたかったものを加工して、語ってくれた思い出をもう一度思い返して一口でも味わってもらいます。

ある日、おじいちゃんが末期呼吸不全で入院中、意識障害で経管栄養になった時、誕生日に毎年手づくりしてきたケーキをおばあちゃん（奥さん）が山で野イチゴをとって作って風呂敷に包んで持ってきてくれ、「おじいさんは食べれないから先生食べて」と、私にくれたことがありました。

どうしてもおじいちゃんに食べてほしくて、ケーキに牛乳を足して、アミラーゼ製剤（おかゆヘルパー）を入れて、ミキサーをかけて何度も何度も沪して……おじいちゃんの唇に少しと、経管栄養の中にたっぷり入れてあげました。その晩、おじいちゃんはなんだか嬉しそうに（うなり声で）しゃべり続けていました。私は、おばあちゃんの愛が伝わったんだと思います。

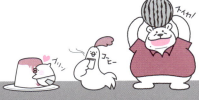

[おわりに]

前向きで楽しい人生を彩るために。

　誤嚥性肺炎は、なぜ問題なのでしょう。
　摂食嚥下障害ではじめて食事を中止するとき、その多くは誤嚥性肺炎の治療が終わるまでの間や、一過性の障害が改善するまでの間の安全治療のために選択されます。
　しかしながら、導入された経口摂取中止ということは、急性期の障害が改善するまでの間にも、もともと持っている摂食嚥下機能を廃用させてゆきます。速やかに回復し経口摂取を再開できないときには、繰り返す誤嚥性肺炎との戦いとなります。
　その時の食事中止は、本人の生命にかかわる選択となります。多くは
「食べ続けると死にますよ」
「代替栄養を使って生命を保つかどちらにしますか？」
といった、究極の選択がされます……。

　人間の活動性は精神的な活力により作用されます。食べる楽しみがなくなり、精神的に廃用していった生活の先にあるのは、更なる身体機能低下と悪循環です。
　この悪循環を断ち切るためには、患者さんやご家族の精神的な廃用を減らし、誤嚥性肺炎をきたすたびにもたらされる機能低下を少なくし、リハビリテーションや治療を施行し続け機能を回復することです。
　そしてそのために必要なのは、摂食嚥下リハビリテーションを継続することに加え、予後予測に基づいた指導をしてかかわり続けることを明確に示すこと。誤嚥性肺炎の診断治療、呼吸リハビリテーションを速やかに行い、希望を持ち、努力をしていくこと。かかわり続ける方々の多くは誤嚥性肺炎をきたしながらも、前向きで楽しみながら人生を過ごされます。

本書ではそのために必要な予後予測のヒントと、かかわり続けるための手段、そして、誤嚥性肺炎をきたしながらも楽しんで生きている方々の一部を紹介させていただきました。

　本書が誤嚥性肺炎の方々とかかわる方々の、かかわり続け楽しんで人生を過ごす一助になることを期待しています。

みえ呼吸嚥下リハビリクリニック院長・医師
クマ先生こと **井上登太**

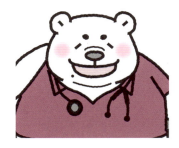

井上　登太（いのうえ　とうた）

みえ呼吸嚥下リハビリクリニック院長・医師
1969年生まれ
自治医科大学卒
患者中心の医療を基本理念とし「呼吸不全、誤嚥性肺炎の方々の一生を安心して受け入れることができる地域を作ろう」をスローガンに、医療現場の最前線に立つ。セミナー講師なども務め、呼吸・嚥下ケアおよび終末期ケアの知識を全国各地で広めている。

基礎から学び実践に活かす！
最後までかかわりつづけるための
誤嚥性肺炎ケア基礎知識

2019年9月15日　第1版 第1刷発行

編　著………井上登太
発行者………張本浩平
発行所………株式会社 gene
　　　　　　〒461-0004　愛知県名古屋市東区葵1丁目26-12
　　　　　　IKKO新栄ビル6階
　　　　　　TEL：052-325-6611（出版）
　　　　　　http://www.gene-llc.jp
印刷・製本…株式会社シナノパブリッシングプレス

Printed in Japan ISBN 978-4-905241-85-0
落丁・乱丁の場合はお取り替えいたします。

・本書に掲載する著作物の複製権・上映権・譲渡権・公衆送信器（送信可能化権を含む）は株式会社 gene が保有しています。
・本書の無断複写は著作権法上での例外を除き禁じられています．